Dr. Girish Nazirkar
Dr. Sarika Buddepatil

Fluxo de trabalho digital em prótese dentária

Dr. Girish Nazirkar
Dr. Sarika Buddepatil

Fluxo de trabalho digital em prótese dentária

ScienciaScripts

Imprint

Any brand names and product names mentioned in this book are subject to trademark, brand or patent protection and are trademarks or registered trademarks of their respective holders. The use of brand names, product names, common names, trade names, product descriptions etc. even without a particular marking in this work is in no way to be construed to mean that such names may be regarded as unrestricted in respect of trademark and brand protection legislation and could thus be used by anyone.

Cover image: www.ingimage.com

This book is a translation from the original published under ISBN 978-620-6-77239-2.

Publisher:
Sciencia Scripts
is a trademark of
Dodo Books Indian Ocean Ltd. and OmniScriptum S.R.L publishing group

120 High Road, East Finchley, London, N2 9ED, United Kingdom
Str. Armeneasca 28/1, office 1, Chisinau MD-2012, Republic of Moldova, Europe
Printed at: see last page
ISBN: 978-620-7-70859-8

FLUXO DE TRABALHO DIGITAL EM PRÓTESE DENTÁRIA

Índice

Introdução

Um dos passos mais importantes para qualquer restauração fixa ou removível é a realização de uma impressão exacta. As restaurações indirectas bem ajustadas só podem ser feitas se existirem modelos precisos dos tecidos orais disponíveis, que são feitos a partir de impressões de alta qualidade. Uma impressão de boa qualidade só é obtida quando temos um conhecimento profundo dos materiais, das suas propriedades e das técnicas para a sua melhor manipulação[1].

Uma impressão dentária é uma impressão negativa de uma estrutura oral utilizada para produzir uma réplica positiva da estrutura que pode ser utilizada como um registo permanente ou no processo de produção de uma restauração dentária[2].

Uma vez que a exatidão de uma impressão afecta a exatidão do molde, é necessária uma impressão precisa para criar próteses com uma adaptação óptima. Um desajuste na prótese influencia o padrão e a magnitude da distribuição do stress na própria prótese. Minimizar o desajuste e otimizar o ajuste passivo através da variação das técnicas de moldagem e dos materiais de moldagem é um objetivo importante na ciência da prótese e dos implantes dentários[3].

Fazer uma impressão para a restauração oral e replicar a morfologia dentária é um dever integral de um protésico. Uma impressão exacta é, sem dúvida, uma das fases mais importantes no fabrico de uma restauração fixa. Ignorar esta fase do tratamento resultará em imprecisão e, consequentemente, numa restauração com uma adaptação inadequada. A falta de exatidão na moldagem também leva à realização de moldagens repetidas, o que é dispendioso e consome muito tempo ao paciente e ao próprio médico. Assim, a seleção do melhor e mais preciso material e técnicas de moldagem dentária parece ser necessária para um tratamento bem sucedido[4].

Ao longo dos anos, têm sido utilizados diferentes tipos de materiais e técnicas de moldagem para alcançar a precisão desejada. A qualidade de uma impressão dentária é determinada por dois factores: fidelidade e precisão[5].

Antigamente era utilizado gesso para fazer moldes, mas com o tempo foi substituído por hidrocolóide reversível e irreversível e depois por material de moldagem elastomérico.

Em 1937, foi introduzido o ágar, um hidrocolóide reversível com uma técnica de manuseamento muito complexa. Posteriormente, foi criado o alginato, um hidrocolóide irreversível, que tinha como desvantagem uma baixa estabilidade dimensional.

Em 1950, foram desenvolvidos os polissulfuretos ou mercaptanos para resolver alguns problemas dos hidrocolóides. No entanto, estas substâncias tinham um sabor e um odor desagradáveis que não eram bem aceites pelos doentes[6].

Em 1965, foi desenvolvido o poliéter, sendo o primeiro material elastomérico desenvolvido especificamente para a medicina dentária. Este material apresentava excelentes características, tais como: tempo de cadeira relativamente rápido, excelente fluidez e reprodução de detalhes, hidrofílico e alto módulo de elasticidade[7].

Os silicones foram criados por adição e condensação, os silicones de adição exibem um elevado módulo de elasticidade, excelente resistência ao rasgamento, elevada estabilidade, permitindo que o molde não seja derretido.

Independentemente da precisão dos materiais de moldagem, outros factores podem causar distorções nos modelos, tais como: a técnica de moldagem, as variações de temperatura a que os moldes são sujeitos durante a transferência do consultório dentário para o laboratório[8].

Em resposta a esta procura de máxima exatidão e fidelidade, e tentando resolver todos os problemas apresentados nos materiais de impressão das últimas décadas, foi desenvolvido o sistema de digitalização intra-oral; de acordo com este sistema, a situação intra-oral é analisada através de um sistema tridimensional, que cria um modelo virtual, onde as próteses serão feitas.

As vantagens da técnica de digitalização intra-oral são: melhor aceitação do paciente, redução da distorção dos materiais de impressão, visualização da preparação tridimensional, redução do tempo clínico[9].

A tecnologia dentária de desenho assistido por computador/fabricação assistida por computador (CAD/CAM) foi introduzida na prótese dentária na década de 1970. Os sistemas de moldagem digital podem utilizar scanners intra-orais (digitalização direta) ou extra-orais (digitalização indireta). A moldagem digital indireta para sistemas CAD/CAM dentários foi introduzida no trabalho de laboratório dentário nos anos 80 porque, nessa altura, as moldagens digitais directas de pilares exigiam um tempo de cadeira considerável e tinham uma precisão limitada. Na digitalização indireta, os moldes são digitalizados com scanners extra-orais. Os dados de digitalização são armazenados digitalmente e podem, assim, ser facilmente transmitidos através da Internet. Assim, os sistemas CAD/CAM são agora clinicamente práticos. Na digitalização direta, um scanner intra-oral adquire dados sobre as arcadas dentárias antes da utilização das tecnologias CAD/CAM. As actuais técnicas de moldagem digital que utilizam scanners intra-orais podem digitalizar com precisão os pilares e satisfazer os requisitos das restaurações dentárias com a utilização de um ecrã de computador,

i.   ou seja, sem fabrico de moldes dentários. Este sistema tem vantagens importantes na redução do tempo de moldagem, da carga do doente e do reflexo de vómito[10].

O fabrico convencional de restaurações dentárias e próteses dentárias fixas utiliza a técnica de cera perdida. Durante a década anterior, os sistemas CAD/CAM foram introduzidos como uma técnica alternativa. Estes sistemas utilizam principalmente scanners extra-orais para digitalização indireta de moldes de gesso[11].

Os sistemas de moldagem digital que utilizam scanners intra-orais melhoraram, sendo anteriormente afectados por condições intra-orais como a saliva, o sangue, o espaçamento limitado, a forma do preparo e a posição de digitalização. Alguns sistemas de moldagem digital requerem pó de revestimento antes da moldagem. Clinicamente, os espaços marginais são afectados pelo pó quando os scanners intra-orais são utilizados[12] .

A caraterística mais distintiva das técnicas de moldagem digital é o tempo total de moldagem, que tende a ser mais curto do que nas técnicas convencionais. Além disso, os tempos de registo maxilo- mandibular são visivelmente mais curtos[13] .

Os sistemas de moldagem digital com scanners intra-orais para o fabrico de restaurações dentárias e próteses dentárias fixas requerem que o operador compreenda as características e as adaptações necessárias ao utilizar scanners intra-orais, uma vez que estes sistemas podem reduzir o desconforto do paciente durante a moldagem[14] .

As impressões digitais oferecem rapidez, eficiência, capacidade de armazenar indefinidamente as informações captadas e de transferir imagens digitais entre o consultório dentário e o laboratório. As vantagens das impressões digitais e dos sistemas de digitalização são a melhoria da aceitação por parte dos pacientes, a redução da distorção dos materiais de impressão, a pré-visualização em 3D das preparações dentárias e a potencial eficácia em termos de custos e tempo[15] .

Este tópico centrar-se-á principalmente nas técnicas de moldagem digital em prótese dentária, nos princípios de funcionamento dos scanners e na aquização de dados.

REVISÃO DA LITERATURA

Seelbach P, Brueckel C, Wostmann B (2012)[31] efectuou um estudo in vitro para comparar a precisão de coroas totais de cerâmica obtidas a partir de digitalizações intra-orais com Lava C.O.S. (3M ESPE), CEREC (Sirona) e iTero (Straumann) com técnicas de moldagem convencionais. Foi fabricado um modelo de um molar simplificado. Foram efectuadas dez moldagens de 2 passos e 10 moldagens de um passo com massa de vidraceiro, utilizando material de moldagem de silicone e vertidas com gesso tipo IV. Para ambas as técnicas foram feitas 10 coroas de dois materiais (Lava zircónia, coroas de gesso Cera E). Depois, foram tiradas 10 impressões digitais (Lava C.O.S.) e fabricadas coroas de zircónia Lava, 10 coroas de cerâmica total foram fabricadas com CEREC (Empress CAD) e 10 coroas de cerâmica total foram feitas com iTero (Copran Zr-i). A imprecisão marginal acessível e o ajuste interno foram medidos. Após a análise de todos os resultados, afirmaram que os sistemas de moldagem digital permitem o fabrico de restaurações protéticas fixas com uma precisão semelhante à dos métodos de moldagem convencionais.

Emir Yuzbasioglu (2014)[32] realizou um estudo para comparar duas técnicas de moldagem do ponto de vista das preferências do paciente e do conforto do tratamento. Vinte e quatro indivíduos (12 do sexo masculino e 12 do sexo feminino) que não tinham experiência prévia com a moldagem convencional ou digital participaram neste estudo. As impressões convencionais das arcadas dentárias maxilar e mandibular foram feitas com um material de impressão de poliéter (Impregum, 3 M ESPE), e os registos de mordida foram feitos com material de registo de mordida de polissiloxano (Futar D, Kettenbach). Duas semanas mais tarde, foram efectuadas impressões digitais e digitalizações da mordida utilizando um scanner intra-oral (CEREC Omnicam, Sirona). Imediatamente após a realização das impressões, as atitudes, preferências e percepções dos sujeitos relativamente às técnicas de impressão foram avaliadas através de um questionário padronizado. Após a conclusão do estudo, foram tiradas as seguintes conclusões

1. A técnica de moldagem digital foi mais eficiente do que a técnica de moldagem convencional. O tempo total de tratamento para a técnica de moldagem convencional foi mais longo do que para a técnica de moldagem digital

2. Quando comparada com a técnica de moldagem convencional, a técnica de moldagem digital foi aceite como a técnica preferida e eficaz, de acordo com a perceção dos sujeitos.

3. O conforto do tratamento com a técnica de moldagem digital foi superior ao da técnica de moldagem convencional, quando efectuada por um operador experiente.

Tim Joda, Urs Bragger (2014)[33] realizaram um estudo de coorte prospetivo em 20 pacientes para implementar uma análise de custo/tempo para reconstruções de unidade única suportadas por implantes no fluxo de trabalho digital em comparação com a via convencional. Trataram consecutivamente as coroas de implantes de cada paciente com pilares de titânio personalizados mais infra-estruturas de zircónia CAD/CAM e com pilares de titânio normalizados mais coroas PFM. Na sua investigação, concluíram que o fluxo de trabalho digital era mais eficiente do que a via convencional estabelecida para coroas suportadas por implantes.

Christine Keul et al (2014)[34] realizaram um estudo para analisar a adaptação marginal de próteses dentárias fixas de 4 unidades e a precisão dos conjuntos de dados de moldes tridimensionais utilizando ambas as abordagens ao desenho assistido por computador (CAD)/fabricação assistida por computador (CAM): digitalização direta e indireta. Foi digitalizado um modelo de titânio de um FDP de 4 unidades através de um dispositivo de digitalização intra-oral (iTero, Align Technology, Carlstadt, EUA; DD, $n = 12$). Adicionalmente, foram tiradas 12 impressões convencionais e os modelos de referência foram digitalizados por um scanner de laboratório (CS2, Straumann, Basileia, Suíça; ID, $n = 12$). As estruturas foram fabricadas (CARES CAD/CAM GmbH, Straumann, Markkleeberg, Alemanha) a partir de liga de metal de base (coron, Straumann; DD-C: $n = 12$; IDC: $n = 12$) e zircónia (zerion, Straumann; DD-Z: $n = 12$; ID-Z: $n = 12$) a partir dos mesmos conjuntos de dados. A adaptação marginal das estruturas resultantes e a exatidão dos conjuntos de dados subjacentes de DD e ID foram avaliadas após a avaliação dos dados, tendo-se concluído que a digitalização direta e indireta conduz a uma adaptação marginal clinicamente aceitável de FDPs de 4 unidades de liga de metal de base e zircónia. Uma maior precisão dos conjuntos de dados de DD leva a uma melhor adaptação marginal das estruturas da liga de metal de base, mas não para as da zircónia

Ala Omar Ali (2015)[35] efectuou um estudo e comparou a precisão das impressões digitais obtidas a partir de vários sistemas de impressão digital. Um tifodonte foi preparado para uma ponte de três unidades, e um modelo de resina epóxi desta preparação foi concebido como modelo de referência. Utilizou um scanner de laboratório para registar uma cópia digital do modelo de referência. Os diferentes sistemas (3M Lava C.O.S., 3Shape D900, Cadent iTero,

CEREC Bluecam e E4D Dentist) foram utilizados para digitalizar o modelo de referência de resina epoxídica e criar cinco impressões digitais cada. Utilizando software informático, foram calculadas as diferenças nas medições espaciais entre o modelo de referência digital e as impressões digitais. A precisão foi avaliada com base na diferença média e no desvio padrão em micrómetros (µm) para o conjunto de cinco impressões digitais de cada sistema. No final do estudo, concluiu que as impressões digitais do sistema iTero da Cadent eram as mais exactas.

Ender e Mehl (2015)[36] analisaram a exatidão de quatro IOSs diferentes e quatro materiais de impressão diferentes. Os resultados revelaram que o CEREC Bluecam foi o mais preciso (veracidade 29,4 ± 8,2 µm e precisão 19,5 ± 3,9 µm) seguido pelo iTero (veracidade 32,4 ± 7,1 µm e precisão 36.4 ± 21,6 µm), depois o Omnicam (veracidade 37,3 ± 14,3 µm e precisão 35,5 ± 11,4 µm), seguido do Lava COS (veracidade 44,9 ± 22,4 µm e precisão 63,0 ± 21,6 µm). Os autores concluíram que os sistemas digitais com costura de imagem única (iTero e CEREC Bluecam) mostraram desvios locais na extremidade terminal da arcada, enquanto os sistemas baseados em vídeo (CEREC Omnicam e Lava COS) mostraram compressão da arcada dentária e também afirmaram que desvios de 100 μm ou mais em toda a arcada podem levar a um ajuste impreciso da maxila e da mandíbula, o que pode ser problemático no caso de grandes reabilitações.

Ting-shu Su, Jian Sun (2015)[37] efectuaram um estudo para comparar a repetibilidade da digitalização de impressões digitais intra-orais com a repetibilidade da digitalização extra-oral, utilizando o Geomagic Qualify 12 como software de análise. Um modelo Nissin Dental Study (maxilar superior) com pilares preparados foi concebido para formar 5 conjuntos de disposições de acordo com a disposição dos pilares preparados (disposição 1: incisivo central maxilar único preparado; disposição 2: primeiro molar maxilar único preparado; disposição 3: incisivo central e canino preparados com o incisivo lateral ausente; disposição 4: metade da arcada superior com 7 dentes preparados; disposição 5: arcada superior completa com 14 dentes preparados). Cada disposição do modelo de estudo dentário Nissin foi digitalizada pelo scanner digital intra-oral TRIOS (grupo experimental) e pelo scanner extra-oral D800 (grupo de controlo) durante 10 vezes, exportando 100 ficheiros STL no total. Os dados foram processados e analisados utilizando o software Geomagic Qualify 12 para avaliar a repetibilidade da digitalização intra-oral. Após a recolha de todos os dados, concluiu-se que a precisão diminui com o aumento do âmbito de digitalização. A precisão era clinicamente aceitável quando o alcance do scanner era inferior a meia arcada. A precisão da digitalização extra-oral foi aceitável na digitalização de qualquer âmbito da região da arcada.

Jeong D et al (2015)[38] efectuou um estudo in vitro para avaliar e comparar a veracidade e a precisão de um scanner intra-oral de vídeo, um scanner intra-oral de imagens fixas e um scanner de luz azul para a produção de impressões digitais. Os dados de digitalização de referência foram obtidos através da digitalização de um modelo de arcada completa. Um modelo idêntico foi digitalizado 8 vezes utilizando um scanner de vídeo intra-oral (CEREC Omnicam; Sirona) e um scanner de imagens fixas intra-orais (CEREC Bluecam; Sirona), e os moldes de gesso feitos a partir de impressões convencionais do mesmo modelo foram digitalizados 8 vezes com um scanner de luz azul como controlo (Identica Blue; Medit). A exatidão consiste na veracidade (a medida em que os dados da digitalização diferem da digitalização de referência) e na precisão (a semelhança dos dados de várias digitalizações). Para avaliar a precisão, foram sobrepostas 8 digitalizações utilizando um software de análise tridimensional; os dados da digitalização de referência foram depois sobrepostos para determinar a veracidade. Os resultados obtidos foram que a veracidade no grupo do scanner de vídeo não era significativamente diferente da do grupo de controlo. No entanto, o grupo do scanner de vídeo apresentou valores significativamente mais baixos do que os do grupo do scanner de imagens fixas para todas as variáveis (P<.05), exceto no intervalo de tolerância. As impressões digitais obtidas pelo scanner de vídeo intra-oral mostraram melhor precisão para áreas de longo alcance do que as capturadas pelo scanner de imagens estáticas. No entanto, o scanner de vídeo foi menos preciso do que o scanner de laboratório.

Villaumbrosia PG (2016)[39] realizou um estudo in vitro para avaliar e comparar a exatidão (veracidade e precisão) e a resolução de scanners extra-orais CAD/CAM, comparando as características e a tecnologia de digitalização. Foi fabricado um molde mestre para simular uma preparação dentária. O coto foi medido com uma máquina de medição por coordenadas para obter um modelo de referência CAD digital exato. O coto mestre foi então digitalizado 10 vezes com 3 scanners de luz estruturada, 2 scanners a laser e 1 scanner de contacto. Os dados de digitalização laboratorial resultantes foram convertidos para um formato Standard Tessellation Language. As discrepâncias entre as medições foram comparadas tridimensionalmente e em 3 áreas seleccionadas de um corte sagital virtual utilizando software CAD. Para os 6 scanners, o valor médio de resolução foi de 133,9 (SD 93,9) pontos/mm2. O valor de exatidão foi de 38.8 (DP 6,2) mm e para a precisão 45,5 (DP 4,8) mm. Os valores de exatidão foram de 20,3 mm (DP 32,7) nas superfícies axiais, 46,6 mm (DP 25,9) na margem do preparo e

55.8 mm (SD 29,3) no centro do sulco oclusal. Após a conclusão do estudo, concluíram que a fiabilidade dos scanners CAD/CAM não é afetada por uma tecnologia específica (luz, laser ou contacto), mas por parâmetros definidos. Para além disso, todo o procedimento de digitalização é mais preciso se as superfícies digitalizadas forem lisas e regulares.

Ender A (2016)[40] realizou um estudo in-vitro para investigar a exatidão dos métodos de moldagem convencionais e digitais utilizados para obter impressões da arcada completa utilizando um modelo de referência. Foram obtidas oito diferentes moldagens convencionais (poliéter, POE; vinilsiloxanéter, VSE; vinilsiloxanéter digitalizável diretamente, VSES; e hidrocolóide irreversível, ALG) e digitais (CEREC Bluecam, CER; CEREC Omnicam, OC; Cadent iTero, ITE; e Lava COS, LAV) da arcada completa a partir de um modelo de referência com uma morfologia conhecida2 , utilizando um scanner de referência de elevada precisão. As impressões obtidas foram depois comparadas com a geometria original do modelo de referência e dentro de cada grupo de teste. Após a avaliação dos dados, concluíram que os métodos de moldagem convencional e digital apresentam grandes diferenças no que respeita à precisão da arcada completa. Os sistemas de moldagem digital revelam maiores desvios locais do modelo da arcada completa. Os sistemas de moldagem intra-oral digital não mostram uma precisão superior em comparação com as técnicas de moldagem convencionais adequadas. No entanto, proporcionam excelentes resultados clínicos dentro das suas indicações, aplicando a técnica de digitalização correcta.

Mangano FG et al (2016)[41] realizaram um estudo para comparar a veracidade e a precisão de quatro scanners intraorais utilizados em implantologia oral. Foram preparados dois modelos em pedra, representando uma maxila parcialmente e uma totalmente edêntula, com três e seis análogos de implantes, respetivamente, e cilindros de poliéter-éter-cetona (PEEK) aparafusados. Os modelos foram digitalizados com um scanner industrial (IScan D104I®), utilizado como referência, e com quatro scanners intra-orais (Trios®; CS 3500®; Zfx Intrascan®; Planscan®). Foram efectuadas cinco digitalizações para cada modelo, utilizando cada scanner intra-oral diferente. Todos os conjuntos de dados foram carregados no software de engenharia inversa (Geomagics 2012®), onde as digitalizações intra-orais foram sobrepostas no modelo de referência, para avaliar a veracidade geral, e sobrepostas umas às outras dentro dos grupos, para avaliar a precisão geral. A veracidade geral e a precisão de qualquer scanner foram comparadas por tipo de modelo, através de um modelo ANOVA incluindo scanner, modelo e a sua interação. Finalmente, a distância e os ângulos entre os implantes simulados foram medidos em cada grupo e comparados com os do modelo de referência, para avaliar a exatidão local. Conclusão Não foram encontradas diferenças na veracidade e precisão entre modelos parcialmente e totalmente edêntulos, mas foram encontradas diferenças estatisticamente significativas entre os diferentes scanners.

Park J. (2016)[42] efectuou um estudo com o objetivo de realizar a avaliação comparativa da reprodutibilidade tridimensional de scanners intra-orais. A veracidade e a precisão das imagens adquiridas pelos scanners digitais intra-orais podem ser influenciadas pelo tipo de restauração, forma do contorno da preparação, tecnologia de digitalização e aplicação de energia. O fantoma contendo cinco dentes preparados foi digitalizado pelo scanner de referência (Dental Wings) e 5 IOSs de teste (E4D dentist, Fastscan, iTero, Trios e Zfx Intrascan). As imagens adquiridas pelos grupos de scanners foram comparadas com a imagem do scanner de referência (veracidade) e dentro de cada grupo de scanners (precisão). Com exceção de dois scanners intra-orais, o Fastscan, o iTero e o Trios apresentaram níveis comparáveis de valores de veracidade e precisão no modelo de fantoma testado. Foram observadas diferenças na exatidão dependendo do tipo de restauração, da forma do esquema de preparação e das características do IOS, que devem ser tidas em consideração quando os dados de digitalização intra-oral são utilizados.

Bohner L. et al (2017)[43] efectuou um estudo in vitro para avaliar e comparar a veracidade dos scanners intra-orais e extra-orais na digitalização de dentes preparados. Dez dentes de resina acrílica para serem utilizados como conjunto de dados de referência foram preparados de acordo com as directrizes padrão e digitalizados com um sistema de tomografia computorizada industrial. Os dados foram adquiridos com 4 aparelhos de scanner: o scanner intra-oral Trios (TIS), o scanner extra-oral D250 (DES), o scanner intra-oral Cerec Bluecam (CBIS) e o scanner extra-oral Cerec InEosX5 (CIES). Nos scanners intra-orais, cada dente foi digitalizado individualmente. A digitalização extra-oral foi obtida a partir de moldes dentários de cada dente preparado. A discrepância entre cada digitalização e o respetivo modelo de referência foi obtida através da análise do desvio (mm) e da diferença de volume/área (mm). No final da investigação, concluíram que os scanners intra-orais e extra-orais mostraram uma veracidade semelhante na digitalização de dentes preparados. Observa-se maior discrepância na região cervical e na superfície oclusal.

Hayama H. et al (2018)[44] comparou a veracidade e a precisão entre impressões convencionais e digitais na mandíbula parcialmente edêntula. Foram utilizados modelos Mandibular Kennedy Classe I e III com mucosa simulada de silicone macio colocada no rebordo edêntulo residual. Os modelos de referência foram convertidos para o formato de ficheiro STL (standard triangulated language) utilizando um scanner extra-oral. As impressões digitais foram obtidas utilizando um scanner intra-oral com uma cabeça de digitalização grande ou pequena, e convertidas em ficheiros STL. Para as impressões convencionais, foram feitas impressões sob pressão dos modelos de referência e fabricados moldes de trabalho utilizando gesso dentário modificado; estes foram convertidos para o formato de ficheiro STL utilizando um scanner extra-oral. A conversão para o formato de ficheiro STL foi efectuada 5 vezes para cada método. A veracidade e a precisão foram avaliadas através da análise dos desvios utilizando um software de processamento de imagens tridimensionais. Após a conclusão do estudo, concluiu-se que as impressões digitais efectuadas com scanners intra-orais apresentavam uma veracidade superior, mas uma precisão inferior, em comparação com as impressões convencionais.

Sason GK (2018)[45] efectuou um estudo para avaliar e comparar a precisão das impressões digitais intra-orais e extra-orais. Dez participantes dentados (masculino/feminino) com idades entre os 18 e os 45 anos, com primeiros molares inferiores tratados endodonticamente assintomáticos e com dentes adjacentes presentes, foram seleccionados para este estudo. O dente de teste preparado foi medido usando um paquímetro digital Vernier para obter conjuntos de dados de referência. O dente foi então digitalizado utilizando o scanner intra-oral, e as digitalizações extra-orais foram obtidas utilizando os moldes feitos a partir das impressões. Os conjuntos de dados foram divididos em quatro grupos e depois analisados estatisticamente. A preparação do dente de teste foi efectuada e foram feitas covinhas utilizando uma ponta de diamante redonda nos ângulos das linhas buco-oclusal, mesio-oclusal, disto-oclusal e linguo-oclusal, que foram utilizadas para obter conjuntos de dados de referência intra-oralmente utilizando um paquímetro digital Vernier. O dente de teste foi então digitalizado com o scanner IO (CS 3500, Carestream dental) três vezes e também foram feitas impressões utilizando material de impressão de silicone adicional (3M™ ESPE) e foram colocados moldes dentários em gesso dentário Tipo IV (Kalrock-Kalabhai Karson India Pvt. Ltd., Índia) que foram posteriormente digitalizados com o scanner EO (sistema LAVA™ Scan ST Design [3M™ ESPE]) três vezes. Os conjuntos de dados obtidos a partir do scanner intra-oral e extra-oral foram exportados para o software Dental Wings e as leituras foram obtidas. Foi utilizado o teste ANOVA de medidas repetidas para comparar as diferenças entre os grupos e *o teste t* independente para a comparação entre as leituras do scanner intra-oral e extra-oral. O teste de diferença mínima significativa foi utilizado para comparação entre os conjuntos de dados de referência com o scanner intra-oral e extra-oral. Concluiu-se que o scanner intra-oral apresentou menos desvios e, por conseguinte, maior precisão quando comparado com o scanner extra-oral. Os valores médios do scanner intra-oral para a veracidade foram mais próximos das medições reais do que os do scanner extra-oral quando comparados com as medições reais. Assim, dentro das limitações deste estudo, pode concluir-se que o scanner intra-oral tem maior "precisão" e "exatidão" em comparação com o scanner extra-oral.

Young K (2018)[46] efectuou um estudo in vitro para avaliar a veracidade e a precisão de digitalizações de arcadas completas produzidas por 9 IOSs, utilizando o método de sobreposição, e para as comparar com base em características que incluem o princípio e o modo de captura de dados e a necessidade de revestimento em pó. Nove IOSs foram usados para obter dados em linguagem de tesselação padrão (STL) para um modelo de arcada completa bimaxilar com vários preparos cavitários (N=10). O desempenho da digitalização foi avaliado quantitativa e qualitativamente. Para a avaliação quantitativa, as imagens foram processadas e analisadas utilizando um software de análise tridimensional (3D). Após a sobreposição dos conjuntos de dados, a veracidade foi obtida através da comparação com o exame de referência, e a precisão foi obtida a partir de comparações intragrupo. Os IOSs foram comparados com base no princípio e modo de captura de dados e na necessidade de revestimento em pó. Foram tiradas conclusões 1. Os IOSs E4D e Zfx IntraScan foram considerados inferiores aos outros IOSs para digitalização digital de arcadas completas.

2. O princípio de captura de dados do SS-OCT e o modo de aquisição de imagens individuais apresentaram uma veracidade inferior. Os IOSs que necessitaram de revestimento em pó apresentaram melhor veracidade.

3. As características qualitativas variaram entre IOSs em termos de formas de polígonos, reprodutibilidade de arestas vivas e suavidade da superfície.

Carvalho TF et al (2018)[47] realizaram um estudo com o objetivo de fazer uma revisão de literatura sobre a precisão dos métodos de moldagem dentária convencional e digital, bem como apresentar os diversos sistemas de digitalização intraoral tridimensional. Foi realizada uma pesquisa bibliográfica na principal base de dados de saúde da PUBMED, na qual foram coletados trabalhos publicados entre 2008 e 2018. Foram incluídos estudos laboratoriais, relatos de casos e revisões sistemáticas, abordando temas que tratam de materiais digitais convencionais, moldagem e precisão. Foram excluídos artigos que não avaliaram os materiais de moldagem, seu comportamento e técnicas para obter uma boa impressão das estruturas orais. Através de uma revisão na literatura, obtiveram-se os achados e estes foram a etapa mais crítica na confeção de uma prótese dentária é a realização da moldagem dentária. A técnica convencional de moldagem consiste na obtenção de uma cópia negativa da situação intra-oral que será vertida em gesso, obtendo-se uma cópia positiva, sobre a qual será efectuado o trabalho. Os sistemas de digitalização não foram superiores às moldagens convencionais quando se comparou a fidelidade, a exatidão e a reprodução de detalhes; em contrapartida, foram superiores à moldagem convencional quando se considerou o tempo de cadeira clínica, a preferência do paciente e do operador e o conforto do paciente.

Porter JL et al (2018)[48] efectuou um estudo in vitro para determinar a precisão da articulação do modelo gerada por scanners extra-orais e intra-orais. Foi utilizado um scanner extraoral com registo de mordida de cera ou polissiloxano de vinil e três scanners digitais intraorais que utilizavam tecnologias de luz LED confocal estática, confocal contínua e azul (IOLED). Em cada imagem digitalizada, foram efectuadas medições entre os molares e caninos maxilares e mandibulares e depois comparadas com os valores padrão de ouro. Concluíram que os scanners intra-orais que utilizam a tecnologia de imagem confocal e a plataforma de software OrthoCAD™ (The iTero® e o iTero® Element) foram equivalentes ao typodont para todas as 6 medições interarcos, enquanto os restantes foram equivalentes para 3-4 das 6. O scanner intra-oral com a tecnologia de luz LED azul (3M™ True Definition) e o scanner extra-oral com registo de mordida Regisil® (Ortho Insight 3D®) geraram a próxima articulação mais precisa dos modelos digitais (4 das 6 medições). O scanner extraoral com registo de mordida Coprwax ™ (O Ortho Insight 3D®) resultou na articulação menos precisa dos modelos digitais (3 das 6 medições).

Berrendero S (2018)[49] comparou os aspetos clínicos de coroas totalmente em cerâmica fabricadas a partir de impressões convencionais e digitais. Foram seleccionados trinta pacientes com 30 dentes posteriores que necessitavam de uma restauração com coroa. As coroas de cerâmica à base de zircónia foram feitas utilizando um sistema de moldagem digital intraoral (TRIOS®, 3shape) e uma técnica de moldagem de silicone de dois passos. Dois operadores externos cegos avaliaram as coroas de cerâmica pura. Foram avaliados cinco itens de seleção, dos quais quatro eram clínicos: "adaptação marginal", "contactos oclusais", "pontos de contacto interproximais" e "retenção primária". Depois, o último item de seleção "Seleção final" foi avaliado quando os operadores, considerando todas as variáveis, tinham de selecionar qual das coroas digitais ou convencionais apresentava as melhores condições clínicas. Após a análise de todos os dados, concluíram que, na maioria dos casos e de forma significativa, as coroas digitais apresentavam melhores condições clínicas de acordo com ambos os avaliadores. As coroas digitais foram estatisticamente superiores para os pontos de contacto interproximais e adaptação marginal. Para as variáveis contactos oclusais e retenção primária, não foram observadas diferenças entre os dois grupos.

Khaled Q et al (2018)[50] realizaram um estudo para avaliar a adaptação de coroas unitárias fabricadas utilizando métodos convencionais, digitais ou de digitalização de moldes. Um indivíduo com um incisivo lateral maxilar em forma de pino foi selecionado para este estudo. Foi efectuada a preparação do dente para uma coroa totalmente em cerâmica e foram feitas 10 impressões convencionais em poli(vinil siloxano) e 10 impressões digitais utilizando um scanner intra-oral. Cada molde de trabalho foi digitalizado utilizando um scanner de laboratório e um scanner intra-oral. Foram testados quatro grupos

Grupo 1: impressões convencionais.

Grupo2: exames laboratoriais de gesso.

Grupo 3: digitalizações de gesso utilizando um scanner intra-oral.

Grupo 4: digitalizações intra-orais directas.

Para o grupo 1, foram fabricadas coroas de cerâmica de vidro prensada a quente

(IPS e.max Press), usando moldes produzidos a partir de impressões convencionais. Para os grupos 2-4, as coroas foram fresadas, usando blocos cerâmicos (IPS e.max CAD). Dez coroas foram fabricadas para cada grupo. Os espaços marginais e internos foram medidos usando uma técnica de réplica. As réplicas foram seccionadas mesio-distalmente e buco-lingualmente e foram observadas sob um estereomicroscópio. Foram selecionadas três medidas para cada corte: oclusal, axial e marginal. Os resultados mostraram que não foram encontradas diferenças significativas entre os grupos para cada medida. Os espaços marginais variaram de 125,46±25,39 μm para o grupo 3 a 135,59±24,07 μm para o grupo 4. A menor média axial foi no grupo 1 (98,10±18,77 μm), e a maior foi 127,25±19,79 μm no grupo 4. A menor média oclusal foi no grupo 2 (166,53±36,51 μm), e a maior média oclusal foi no grupo 3 (203,32±80,24 μm). Concluíram que as coroas de cerâmica, que foram feitas utilizando a abordagem alldigital ou a digitalização do molde por um laboratório ou scanner intra-oral, tinham um ajuste comparável ao das coroas produzidas por abordagem convencional.

Mandelli F et al (2018)[51] realizaram um estudo para testar se existe uma diferença na precisão entre as digitalizações da arcada completa efectuadas como duas metades separadas e cosidas em conjunto, ou como uma digitalização contínua de lado a lado. Um modelo de referência com seis implantes foi fresado como um único bloco de titânio. Foram fabricados seis corpos de digitalização e aparafusados nos implantes. Foi criado um modelo 3D de referência utilizando um scanner ótico industrial. A experiência foi efectuada com a mesma máquina de digitalização intra-oral (3M True Definition Scanner). Na estratégia "Stitching", a digitalização foi iniciada de #27 a #13; depois de guardar esta parte, o mesmo procedimento foi efectuado de #17 a #23 e o software costurou as duas metades automaticamente. A estratégia "Sem costura" fez com que a digitalização fosse efectuada como um único procedimento. Utilizando software de engenharia, seis cópias do ficheiro CAD do corpo da digitalização foram substituídas pelos seis corpos da digitalização do RM e o ponto central de cada um foi determinado. Foram efectuadas medições lineares entre os pontos detectados; a distância média e o desvio padrão foram calculados para cada um dos quinze conjuntos de medições criados. Após a análise dos dados, concluíram que a costura apresentou uma melhor precisão em comparação com a ausência de costura, exibindo um desvio padrão mais pequeno e uma densidade de erro mais elevada e mais próxima de zero.

Chandran SK (2019)[52] analisou os relatórios existentes, para apresentar uma visão geral abrangente sobre a superioridade comparativa da técnica de moldagem digital com base na precisão, aceitação do paciente, preferência dos operadores e eficácia do tempo quando comparada com a técnica convencional. A estratégia de pesquisa para esta revisão baseou-se na estrutura População, Intervenção, Comparação e Resultado (PICO). Foi efectuada uma pesquisa eletrónica de artigos publicados de 1980 a 2017 na PubMed, Medline e Cochrane através da Ovid, juntamente com pesquisas manuais adicionais. A triagem e a extração de dados foram realizadas em revisões sistemáticas de covidências de tware. Foram incluídos no estudo estudos clínicos e pré-clínicos e ensaios controlados aleatórios que comparavam a impressão ótica com impressões convencionais com base na exatidão, nos resultados para o doente e para o operador. Foi avaliado um total de 36 artigos que cumpriam integralmente os critérios de inclusão. Entre os 24 estudos que compararam as impressões digitais e convencionais com base na exatidão, 16 artigos referiram que as impressões digitais são superiores às impressões convencionais Com base na preferência do paciente, quatro artigos concluíram que a impressão digital era a escolha preferida. Oito artigos avaliaram a preferência do operador e o resultado foi a favor das impressões digitais. No final da revisão, resumiram que as impressões digitais são superiores às impressões convencionais, sem qualquer diferença estatisticamente significativa, com base na avaliação da exatidão, preferência do paciente e preferência do operador

Emir F, Ayyildiz S (2019)[53] efectuou um estudo para avaliar a veracidade e a precisão de oito scanners laboratoriais extra-orais diferentes utilizando o método de análise tridimensional (3D). Foi concebido um modelo mestre em forma de arco com um software informático (Rapidform XOR2) e fabricado com uma impressora 3D (Projet 3510 MP). De seguida, o modelo mestre foi digitalizado com um scanner 3D industrial (ATOS Core 200). Com cada scanner, o modelo mestre foi digitalizado dez vezes e os dados de estereolitografia (.stl) foram importados para o software de análise 3D (Geomagic Control).

A exatidão foi determinada através da avaliação da veracidade e da precisão. A exatidão dos scanners foi de 27,5 mm para a série 7; 30,9 mm para o D640; 26,8 mm para o D710; 33,3 mm para o Activity 102; 32,4 mm para o Tizian Smart-Scan; 21,6 mm para o NeWay; 26,1 mm para o inEOS X5 e 17,47 mm para o D2000. 28,2 mm para laser; 32,9 mm para luz branca e 21,7 mm para scanners de luz azul.

Foram encontradas diferenças significativas entre os scanners (p . 001), (p . 001). A precisão dos scanners foi de 30,1 mm para a série 7; 31,7 mm para o D640; 26,3 mm para o D710; 22,7 mm para o Activity 102; 25,1 mm para o Tizian Smart-Scan; 15,7 mm para o NeWay; 26,1 mm para o inEOS X5; 16,6 mm para o D2000. 29,2 mm para o laser; 24,4 mm para a luz branca e 19,2 mm para os scanners de luz azul. Concluíram que os sistemas D2000 e NeWay apresentavam a melhor combinação de veracidade e precisão para a digitalização de arcadas completas. Os scanners que utilizam luz azul apresentaram resultados mais exactos do que os scanners de luz branca e laser

Khaled Q. (2019)[54] realizou um estudo para avaliar a precisão da adaptação de coroas de metal, dissilicato de lítio e zircónia, que foram produzidas utilizando diferentes técnicas de fabrico. Foram recrutados dez pacientes que necessitavam de uma coroa molar. Foram fabricadas oito coroas para cada paciente: 2 coroas de zircónia, 3 de dissilicato de lítio (e.max) e 3 coroas de metal-cerâmica utilizando técnicas convencionais, convencionais/digitais e digitais. Os espaços marginais, axiais e oclusais foram medidos utilizando uma técnica de réplica. As réplicas foram seccionadas mesio-distalmente e buco-lingualmente e foram observadas sob um estereomicroscópio. Foi efectuado um total de 32 medições para cada réplica de coroa em 3 pontos diferentes (12 marginais, 12 axiais e 8 oclusais). As médias marginais variaram de 116,39 ± 32,76 μm para o grupo de metalcerâmica convencional a 147,56 ± 31,56 μm para o grupo de e.max digital. O intervalo axial mais pequeno foi registado para o grupo de zircónia digital (76,19 ± 23,94 μm), enquanto o maior intervalo axial foi registado para os grupos de e.max convencional (101,80 ± 19,81 μm) e metalo-cerâmica convencional/digital (101,80 ± 35,31 μm). As coroas e.max convencionais apresentaram o menor espaço oclusal médio (185,59 ± 59,09 μm), enquanto o grupo e.max digital apresentou o maior espaço oclusal médio (295,38 ± 67,80 μm). O método de fabrico teve um efeito significativo no espaço axial, apenas o fabrico digital produziu espaços axiais significativamente mais pequenos do que o método convencional. Concluíram que o tipo de coroa e o método de fabrico não tiveram qualquer efeito no espaço marginal e oclusal da coroa posterior única, enquanto o método de fabrico teve um efeito significativo no espaço axial. O método digital produziu o ajuste axial mais pequeno em comparação com os outros métodos, enquanto o tipo de coroa não teve qualquer efeito no espaço axial.

Patel J et al (2019)[55] comparou um exame intraoral digital de uma criança de 3 meses com FLP bilateral (BCLP) com uma impressão convencional de alginato efectuada antes da reparação primária do lábio para testar a aplicabilidade e a precisão da impressão digital para um neonato. Os resultados mostraram que o desvio médio dos pontos variou acima e abaixo do plano de sobreposição de +0,78 mm a -0,42 mm com um intervalo máximo de +2,80 mm a - 2,80 mm e desvio padrão de 0,88 mm. O segmento pré-maxilar mostrou o maior grau de variação com o BCLP e o palato usando morfometria digital.

Sami T et al (2019)[56] realizaram um estudo in vitro para avaliar a veracidade e a precisão de 4 scanners ópticos intra-orais (IOS) num modelo de 6 implantes e fornecer um método para ajudar a determinar o significado clínico. Foi fabricado um modelo mandibular edêntulo em polímero com 6 corpos de scan hexagonais e foi efectuado um scan de controlo utilizando uma sonda de linha laser industrial. Quatro IOSs (True Definition, TRIOS, CEREC Omnicam, Emerald Scanner) foram utilizados para digitalizar o mesmo modelo 5 vezes: os 20 ficheiros STL (standard tessellation language) foram importados individualmente para um programa de software de inspeção 3D (Geomagic Control X) e sobrepostos à digitalização de controlo CAD (computer-aided design). Os resultados mostraram que nenhum dos scanners testados foi verdadeiro nem sequer 10% do tempo com a tolerância de ±0,01 mm, e o scanner Emerald foi verdadeiro menos de 5% do tempo. Dentro dos scanners, os resultados foram precisos, mostrando variações de não mais de 2% em scans repetidos. Quando foi selecionada uma tolerância de ±0,05 mm, a percentagem dentro da tolerância aumentou drasticamente. Isto fez com que o desempenho dos scanners parecesse melhor, mas ocultou informações valiosas. Após a análise de todos os dados, não foram encontradas diferenças estatísticas ou clínicas entre os scanners testados.

Mangano FG et al (2019)[57] realizaram um estudo in vitro com o objetivo de avaliar a precisão de 5 IOS diferentes nas impressões de implantes únicos e múltiplos, e compará-los. Foram preparados modelos de gesso, representativos de uma maxila parcialmente edêntula a ser restaurada com uma coroa única e uma prótese parcial, e uma maxila totalmente edêntula a ser restaurada com uma arcada completa. Estes modelos foram digitalizados com um scanner de secretária, para capturar modelos de referência, e com 5 IOSs (CS 3600®, Trios3®, Omnicam®, DWIO®, Emerald®); foram efectuadas 10 digitalizações para cada modelo, utilizando cada IOS. Todos os conjuntos de dados IOS foram carregados num software de engenharia inversa, onde foram sobrepostos aos modelos de referência correspondentes, para avaliar a veracidade, e sobrepostos uns aos outros dentro dos grupos, para determinar a precisão. Foi efectuada uma análise estatística. No final do estudo, os cinco IOS examinados apresentavam diferenças significativas entre si.

Joós-Kovács G et al (2019)[58] realizaram um estudo para investigar se os modelos virtuais produzidos pelo scanner extraoral têm a mesma veracidade que os moldes seccionados; e para avaliar se a digitalização com um scanner extraoral influencia a informação da superfície. Foi utilizado um molde de ácido polimetilmetacrílico (PMMA) e um scanner de referência (TwoCam 3D, SCAN technology A/S, Ringsted, Dinamarca; campo de visão de 200 mm, resolução de 0,1 mm ± 0,025 mm) para criar os dados de referência em formato de tesselação padrão (STL). De acordo com os passos de digitalização CAD/CAM extra-orais, foram feitas impressões, mastercasts e moldes seccionados, e foram gerados ficheiros STL com o scanner de referência. O ponto fulcral do estudo foi a digitalização destes moldes seccionados com o scanner extra-oral (software Straumann CARES Scan CS2 Visual 8.0, Institut Straumann AG, Basileia, Suíça) e os ficheiros STL foram exportados. Foram efectuadas medições com paquímetro virtual. Os desvios absolutos foram comparados utilizando regressão linear de efeitos mistos multinível. As distorções relativas foram calculadas com erros absolutos médios e valores de referência. Conclusões: A veracidade dos modelos virtuais gerados pelo sistema de scanner extra-oral utilizado neste estudo foi diferente das dimensões dos moldes seccionados. A digitalização de moldes de gesso altera tanto as dimensões dos troqueis quanto as distâncias entre eles. Os moldes virtuais apresentaram distâncias menores do que as distâncias medidas nas etapas anteriores. Nem matrizes maiores nem distâncias maiores resultaram em maiores distorções.

Wiam A. et al (2019)[59] realizaram um estudo in vitro para avaliar o efeito de materiais à base de resina e à base de cerâmica na adaptação marginal e interna de endocrowns. Quarenta molares inferiores foram divididos em 4 grupos (n=10); cada grupo foi restaurado com um material CAD-CAM diferente: grupo C: nanocerâmica híbrida (Cerasmart; GC Corp), grupo T: material composto de fibra (Trilor; Bioloren Srl), grupo E: vitrocerâmica de dissilicato de lítio (IPS e.max CAD; Ivoclar Vivadent AG) e grupo V: vitrocerâmica de silicato de lítio reforçada com zircónia (Vita Suprinity; VITA Zahnfabrik GmbH). Foi efectuada uma digitalização com um scanner digital intra-oral (TRIOS 3; 3Shape A/S), e as endocrowns foram fresadas com uma fresadora de 5 eixos (Coritec 250i; imes-icore GmbH). A técnica de réplica e um estereomicroscópio (×70) foram utilizados para medir a adaptação marginal e interna das coroas em 32 pontos.

Após a conclusão do estudo, concluíram que as discrepâncias marginais e internas variavam consoante os diferentes materiais utilizados. Os grupos à base de cerâmica mostraram lacunas mais pequenas do que os grupos à base de resina.

Unkovskiy A et al (2019)[60] realizaram um ensaio clínico num paciente completamente desdentado, no qual descreveram duas abordagens técnicas de prova de conceito para o fabrico de CDs com bordos funcionais num fluxo de trabalho totalmente digital utilizando digitalização intraoral. Foram efectuados exames intra-orais e exames faciais adicionais com dois sistemas de digitalização diferentes para a reabilitação de um paciente desdentado do sexo masculino. Os maxilares superior e inferior desdentados foram digitalizados com o scanner intra-oral TRIOS3 (3Shape, Copenhaga, Dinamarca). A dimensão vertical oclusal (OVD) foi orientada na posição de repouso fisiológico e foi feito um rebordo de oclusão com material de silicone Silaplast putty. Os rebordos oclusais foram digitalizados extra-oralmente com o mesmo scanner (TRIOS3). Para captar a anatomia facial, foram efectuadas três digitalizações com os rebordos oclusais dentro da boca, com a face neutra, a face sorridente e com os portadores de bochechas, para correspondência de dados em bruto e desenho de próteses virtuais, utilizando ambas as soluções CAD dentárias disponíveis: O software DentalCAD (Versão 2.2 Valetta, Exocad, Darmstadt, Alemanha) e o 3Shape Dental System (3shape, Copenhaga, Dinamarca). Os dados brutos obtidos foram alinhados e utilizados para o desenho assistido por computador (CAD) da CD. As próteses virtualmente construídas foram materializadas de duas formas diferentes, considerando o fabrico rápido e as abordagens de revestimento digital, de modo a aplicar bordos moldados funcionalmente. A utilização de digitalizações intra-orais de maxilares edêntulos em combinação com o procedimento de revestimento digital pode permitir o fabrico de CD com margens funcionais num fluxo de trabalho totalmente digital. Este ensaio clínico revela o estado atual da tecnologia num fluxo de trabalho digital de fabrico de CD e destaca as possibilidades e limitações da utilização de exames intra-orais.

Tabesh M et al (2020)[61] realizou uma revisão sistemática e uma meta-análise para comparar a adaptação marginal de coroas de zircónia de unidade única fabricadas com digitalizações digitais ou com impressões convencionais Foram utilizados dezassete estudos para realizar a meta-análise. Foi efectuada uma análise de subgrupo com base nos scanners intra-orais. A diferença marginal média padronizada e o IC (intervalo de confiança) de 95% de cada subgrupo foram os seguintes

Lava: -0.85 mm (95% CI: -1.67, -0.03) (P=.043); CEREC:-1.32 mm (95% CI: -2.06,- 0.59)(P<.001); iTero: -0.44 mm (95% CI: -1.35, 0.47) (P=.338); TRIOS: -1.26 mm (IC 95%: -2,02, -0,51) (P=.001); scanner desconhecido: -0,21 mm (IC 95%: -1,14, 0,72); todos os estudos: -0,89 mm (IC 95%: -1,24, -0,54) (P<.001). Com base nos resultados desta revisão sistemática e meta-análise, foram tiradas as seguintes conclusões:

1. A digitalização de dentes preparados para restaurações de zircónia de unidade única resulta numa melhor precisão marginal do que as técnicas convencionais que utilizam elastómeros de impressão.

2. No entanto, este resultado não pode ser extrapolado para próteses de maior duração, sendo necessários mais estudos.

Kwong B (2020)[62] realizou um estudo para comparar os espaços marginais de coroas de dissilicato de lítio fabricadas por dois scanners intra-orais diferentes Vinte e quatro molares inferiores esquerdos foram preparados para dissilicato de lítio. As preparações das coroas foram digitalizadas pelos scanners intra-orais E4D e Trios 3 e as coroas de dissilicato de lítio CAD/CAM foram desenhadas e fabricadas. As coroas foram colocadas sobre as preparações de coroa originais e foram efectuadas três medições verticais do espaço marginal em quatro locais (médio-bucal, médio-lingual, médio mesial, médio-distal) utilizando um estereomicroscópio. O espaço marginal médio foi calculado para cada coroa e para cada superfície dentária individual. Concluiu-se que não havia diferença no espaço marginal médio das coroas CAD/CAM de dissilicato de lítio construídas utilizando dois scanners intra-orais diferentes de geração diferente

História

Antes de meados do século XVIII, não existia nenhum método disponível para produzir uma impressão das cristas alveolares. Um método muito utilizado nessa altura era a pintura dos rebordos com um corante e a pressão de um bloco de marfim ou osso contra as superfícies tingidas. As áreas de contacto eram raspadas do bloco até se obter o melhor ajuste para a prótese[16]

Em 1756, a cera de abelha foi o primeiro material utilizado para efetuar impressões na boca, Phillip Pfaff, de Berlim[17] , efectuou impressões seccionais em cera de metade de uma arcada de cada vez.

William Rae, em 1782, obteve a medida dos maxilares num pedaço de cera introduzido nas gengivas, fazendo depois um molde com gesso de Paris"[18]

Em 1840, Charles de Loude, de Londres, fez as primeiras referências a moldes de impressão Para as impressões, utilizou cera em copos de estanho ou formas para registar o tamanho total dos maxilares superior e inferior, ou direito ou esquerdo, meios maxilares e frontais"[19] .

Desirabode (1847),[20] referiu-se a uma moldeira da seguinte forma colocavam a cera numa caixa, uma espécie de calha semi-elíptica de estanho ou prata, sobre a parte anterior da qual se encontra um eixo que forma uma pega. As paredes deste recipiente, oferecendo uma certa resistência, opõem-se à deformação da cera", produzindo uma pressão muito maior do que o método dos dedos. Além disso, verificou que as impressões produzidas eram sempre demasiado grandes.

Em 1842, Montgomery descobriu a guttapercha. É obtida de várias árvores sapotáceas da Malásia. Foi introduzida como material de impressão em 1848, provavelmente por Colburn ou Blake. Colburn[21] afirmou que "deve ser completamente embebida em água a ferver, depois amassada e moldada da mesma forma que a cera e imediatamente colocada na boca e firmemente pressionada no seu lugar". Blake[22] sugeriu um procedimento semelhante, mas mencionou que, após a moldagem do material quente, ele deveria ser "pressionado na moldura, que pode ser 'rebaixada' para segurá-lo com mais segurança". A sua popularidade durou pouco porque as suas propriedades, como a elevada temperatura de trabalho e a rigidez, dificultaram a obtenção de resultados satisfatórios.

Dunning (1844)23 foi o primeiro a utilizar o gesso de Paris como material de impressão. Experimentou o gesso ao tentar obter uma impressão de tecido flácido com cera e obteve apenas impressões muito distorcidas".

Em 1862, Franklin[24] descreveu a primeira impressão corrigida. Utilizou cera para a impressão preliminar, seguida de uma lavagem de gesso.

Em 1870, Wescott[25] descreveu uma técnica semelhante de lavagem de gesso, utilizando tabuleiros de cera de grandes dimensões feitos através da recolha de impressões primárias. Dois procedimentos amplamente utilizados até ao início dos anos 1900 envolviam a realização de impressões com cera ou gesso diretamente, ou com gesso numa bandeja individual de cera.

Os irmãos Greene[26] , por volta de 1900, introduziram um plástico de modelação, um método para o manipular e uma técnica que se diz ter sido a primeira a utilizar todas as superfícies da boca para a retenção da prótese. Foram provavelmente os primeiros a ensinar em pormenor a técnica do plástico de modelagem de boca fechada. Foram os primeiros a utilizar o termo "dique posterior" para descrever o selamento palatino posterior.

Rupert Hall, em 1915[27] , aperfeiçoou o primeiro plástico de modelação de calor moderado para fazer moldeiras individuais e introduziu a técnica do gesso-plástico de modelação corrigível que quase imediatamente se tornou um método padrão para fazer moldes.

Bremner[28] disse que P. T. Greene ensinou o uso de combinações de gesso e plástico de modelagem, que mais tarde foram melhoradas por Hall e ficaram injustificadamente conhecidas como o "método Hall". Utilizou um plástico de modelação preto duro especialmente preparado para fazer uma moldeira personalizada na qual foi colocada uma mistura muito fina de gesso de impressão para a correção.

Alphous Poller, de Viena[29] , em 1925, descreveu o seu material elástico como um material melhorado para "moldar artigos de todos os tipos, mais particularmente partes de corpos vivos". Poller foi o primeiro a sugerir a utilização de ágar para impressões dentárias. Embora este material produza excelentes pormenores, não é ideal para a moldagem de desdentados e não tem sido utilizado em grande escala. Booth, no entanto, descreveu uma técnica de moldagem de próteses completas utilizando ágar, mas considerou necessário construir moldeiras personalizadas arrefecidas a água e pré-medicar o doente com um medicamento para reduzir a salivação.

No final dos anos 20, foram desenvolvidas as primeiras ceras de impressão verdadeiramente funcionais. As ceras utilizadas antes desta altura, nomeadamente a parafina e a cera de abelha, estavam longe de ser ideais porque eram duras, fluíam muito lentamente ou estavam esfareladas.

Uma técnica inicial de cera fluida foi descrita por Everett em 1922[30] . Tratava-se de um procedimento de boca fechada em que utilizava compostos de cera fluida de três consistências (dura, média e macia)

Termos utilizados na medicina dentária de conceção assistida por computador/fabrico assistido por computador

- **Formatos de ficheiros tridimensionais (3D):** Os formatos de ficheiro são utilizados para criar e armazenar ficheiros de dados 3D. O formato de ficheiro STL é normalmente utilizado em muitos sistemas de digitalização e desenho dentário de plataforma aberta.

- **Scanner 3D:** um dispositivo que analisa um objeto do mundo real para recolher dados sobre a sua forma e/ou outros atributos, como a cor ou a textura.

- **Triangulação ativa:** um método para determinar a geometria 3D de objectos do mundo real. Neste método, a fonte de luz ou laser é posicionada a uma distância fixa de um sensor ou câmara. Quando a luz/laser é reflectida pelo objeto digitalizado, incide na câmara. A posição dos pontos no objeto pode ser calculada utilizando o ângulo da luz reflectida.

- **Medicina dentária CAD/CAM:** utilização de tecnologias informáticas para conceber e produzir diferentes tipos de restaurações dentárias, incluindo coroas, facetas, inlays e onlays, próteses fixas, restaurações de implantes dentários e ortodontia.

- **Arquitetura fechada:** software ou hardware restrito ao equipamento digital ou ao fluxo de trabalho digital de uma empresa específica.

- **DICOM:** norma para o tratamento, armazenamento, impressão e transmissão de informações em imagiologia médica; por exemplo, ficheiro de tomografia computorizada de feixe cónico.

- **Captura de imagens:** o processo de digitalização 3D para registar informações digitais sobre a forma de um objeto com equipamento que utiliza um laser ou luz para medir a distância entre o scanner e o objeto.

- **Costura de imagens:** o processo de combinação de várias imagens fotográficas com campos de visão sobrepostos para produzir um panorama segmentado ou uma imagem de alta resolução.

- **Varinha de moldagem**: dispositivo portátil utilizado para digitalização intra-oral.
    - **Digitalização intra-oral:** o processo de digitalização e captura da cavidade intra-oral para tradução num formato de ficheiro digital, como o STL.
- **Arquitetura aberta:** um processo digital ou fluxo de trabalho que pode ser executado em várias plataformas digitais, por oposição aos processos de arquitetura fechada. Estes fluxos de trabalho só podem ser executados numa plataforma específica. A STL é um exemplo de arquitetura aberta.
- **Scanners ópticos**: dispositivos que utilizam projeção de luz ou feixes de laser para obter uma réplica digital 3D de um objeto.
- **Corpo de digitalização:** objeto digitalizável utilizado para traduzir com precisão a posição de um implante num ficheiro digital para utilização na conceção digital de um pilar de implante.
- **STL:** formato de ficheiro nativo do software CAD de estereolitografia criado pela 3D Systems.

Procedimento sistemático para desenvolver um scanner dentário intra-oral 3D

A imagem 3D da cavidade oral assim formada será posteriormente utilizada para o fabrico de próteses/abutments com a ajuda de uma máquina de impressão 3D ou de uma fresadora, utilizando as funcionalidades CAD/CAM. O desenvolvimento deste dispositivo começa com a conceção do hardware IOS utilizando as tecnologias ópticas sem contacto baseadas no princípio de varrimento laser da microscopia confocal. Assim que o hardware do dispositivo estiver pronto, a integração do software desempenha um papel vital para a saída da cavidade oral digitalizada. O software concebido terá a capacidade de captar dados de múltiplas imagens 2D. Em seguida, as imagens captadas serão modificadas para uma imagem 3D da cavidade oral no ecrã de visualização. Em seguida, o software reconstruirá a imagem com precisão e apresentará a cor da cavidade oral, eliminando também as imagens indesejadas captadas durante a digitalização.

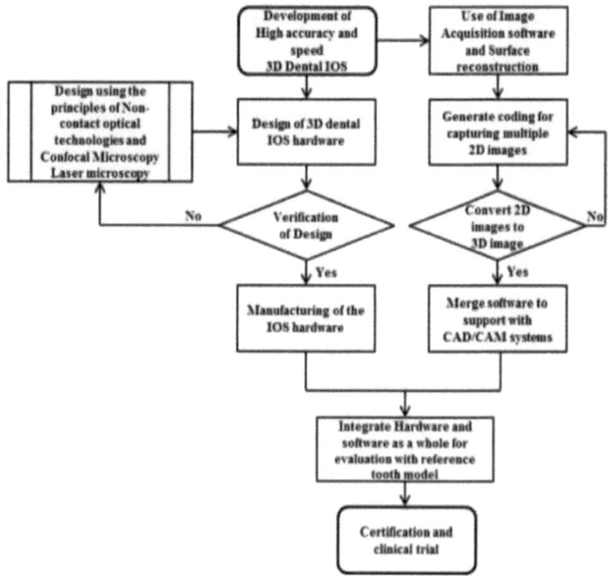

Procedimento esquemático para desenvolver IOS dentário 3D de alta precisão e velocidade

Princípios de funcionamento

1. <u>Triangulação ótica</u>[65] :

A triangulação ótica mede a distância a objectos sem lhes tocar com uma precisão de alguns milímetros a alguns microns. Os sensores de triangulação são particularmente úteis na aquisição de dados a alta velocidade na inspeção de materiais delicados, moles ou húmidos, onde os contactos são indesejáveis. O sistema utiliza uma lente, uma fonte de luz laser e um sensor linear sensível à luz. O laser irradia um ponto numa amostra formando uma imagem de ponto de luz na superfície do sensor. A distância entre o sensor e a superfície é então calculada através da determinação da posição do ponto fotografado e dos ângulos e comprimentos da linha de base envolvidos. O princípio da triangulação tem sido utilizado há séculos, mas os sensores práticos tornaram-se disponíveis para aplicações industriais em 1971. Os sensores de triangulação são normalmente utilizados para monitorizar vibrações, dimensões de pneus em rotação a alta velocidade e como mecanismo de segurança em portas automáticas.

A triangulação é uma técnica sem contacto para recolher digitalmente dados sobre a forma de um objeto 3D e construir modelos 3D digitais, para uma grande variedade de aplicações. Podem ser utilizadas técnicas de triangulação passivas e activas. Nos métodos de triangulação ativa, uma radiação luminosa é projectada no cenário e o seu reflexo é adquirido para calcular a posição do objeto alvo. Nos métodos de triangulação passiva, o próprio dispositivo de leitura não emite qualquer tipo de radiação e o sistema baseia-se na deteção da radiação ambiente reflectida. A triangulação passiva é também designada por estereovisão passiva e utiliza algoritmos fotogramétricos. Esta técnica baseia-se no processamento de duas imagens estéreo, obtidas a partir de duas câmaras, cujas posições e angulações respectivas são conhecidas. Esta informação é necessária para identificar pontos com características correspondentes nas duas imagens e para aplicar a triangulação, relativamente aos mesmos pontos correspondentes na linha epipolar; os algoritmos baseiam-se na geometria epipolar. A triangulação passiva proporciona a maior precisão entre os sistemas de visão deste tipo. No entanto, apenas os alvos de elevado contraste e as arestas bem definidas podem ser medidos com elevada precisão.

Utilizando três câmaras, a ambiguidade pode ser reduzida. As superfícies não visadas, ou sem características, podem não ser medidas de todo. Além disso, a luz ambiente afecta significativamente a capacidade do sistema para extrair com êxito todas as características desejadas, a menos que seja utilizada iluminação controlada. A principal vantagem é o baixo custo destes sistemas, constituídos por poucos e baratos componentes; além disso, o princípio de funcionamento é simples, idêntico ao do olho humano. Na triangulação ativa, um feixe de luz gerado por um laser é deflectido por um espelho e varrido no objeto alvo. Um diagrama de blocos de um sistema de triangulação ativa 2D. Uma câmara, composta por uma lente e um foto-detetor sensível à posição, mede a localização da imagem do ponto iluminado no objeto. O ponto laser aparece em locais diferentes no campo de visão da câmara, dependendo da distância a que o laser atinge a superfície. Esta técnica é designada por triangulação porque o ponto laser, a câmara e o emissor laser formam um triângulo. A distância d entre a câmara e o emissor laser é conhecida, chama-se distância da linha de base e corresponde a um dos lados do triângulo. O ângulo θ do canto do emissor de laser também é conhecido. O ângulo Φ do canto da câmara pode ser determinado observando a localização do ponto laser no campo de visão da câmara. Estes três dados determinam completamente a forma e o tamanho do triângulo e dão a localização (coordenadas X, Y e Z) do canto do ponto laser do triângulo, através de simples cálculos trigonométricos. Na maioria dos casos, em vez de um único ponto laser, é varrida uma banda laser, uma grelha ou uma série de padrões através do objeto para acelerar o processo de aquisição.

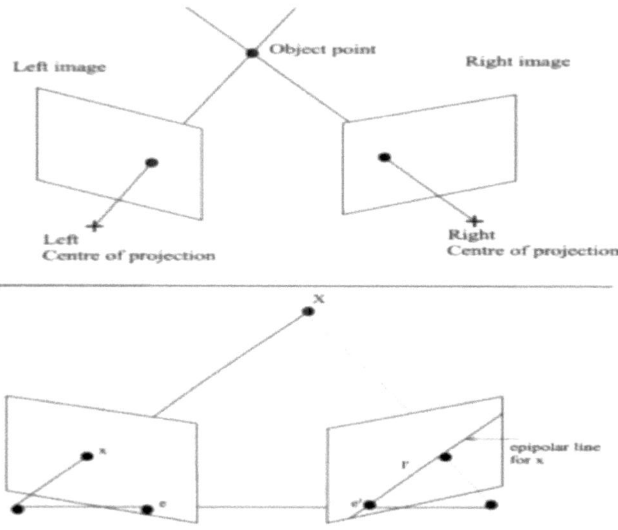

Um dos principais problemas que afectam todos os métodos de triangulação é a oclusão; esta ocorre sempre que uma área da superfície alvo é invisível tanto para o laser (oclusão do laser) como para a câmara (oclusão da câmara). Uma solução teórica é manter o ângulo de triangulação tão pequeno quanto possível, mas o resultado seria uma perda em termos de precisão. Assim, é necessário encontrar um bom equilíbrio entre uma oclusão mínima e uma boa precisão. A precisão da medição é também afetada pela refletividade da superfície dos objectos medidos

Interferometria de franjas em acordeão (AFI)[66] :

A interferometria de franjas em acordeão (AFI) utiliza uma tecnologia revolucionária de interferometria linear que projecta tradicionalmente em três dimensões. A AFI proporciona a projeção de franjas laser mais precisa disponível, que digitaliza rapidamente as formas de objectos 3D com a maior precisão de dados de nuvens de pontos. A AFI emprega feixes laser de duas fontes pontuais para iluminar os objectos e utiliza uma câmara de dispositivo de carga acoplada (CCD) para captar a curvatura das bordas. A AFI é menos sensível à luz ambiente, o que lhe permite captar e medir uma maior variedade de revestimentos, texturas e acabamentos de superfícies do que a luz estruturada. A AFI é adequada para uma vasta gama de aplicações que requerem alta velocidade, portabilidade e profundidade de campo infinita do projetor de um sistema digital 3D. A abordagem AFI já foi implementada nas indústrias automóvel e aeronáutica, na engenharia inversa, na inspeção de ferramentas, na análise e no fabrico.

Tomografia de Coerência Ótica (OCT)[67] :

A tomografia de coerência ótica (OCT) é uma técnica interferométrica que permite obter imagens de alta resolução em corte transversal da morfologia interna de materiais e tecidos biológicos. É equivalente à imagiologia por ultra-sons, exceto que utiliza luz em vez de som. As medições à escala micrónica da distância e da microestrutura são obtidas a partir de ondas de luz retrodifundidas ou retrorreflectidas em tempo real e in vivo. Embora a profundidade das imagens de OCT não seja tão grande como a dos ultra-sons, é possível obter uma resolução de 1 a 15 µm, 10 a 100 vezes superior à dos ultra-sons clínicos normais. A luz de comprimento de onda relativamente longo é capaz de penetrar no meio de dispersão até 23 mm de profundidade na maioria dos tecidos. A OCT tornou-se uma técnica de diagnóstico médico bem estabelecida depois de ter sido demonstrada pela primeira vez em 1991. Atualmente, é amplamente utilizada em oftalmologia, gastroenterologia e cardiologia e pode ser aplicada com êxito em situações em que a biópsia excisional padrão não é possível ou é perigosa.

Amostragem de Frente de Onda Ativa (AWS)[68] :

A amostragem ativa da frente de onda (AWS) utiliza uma técnica de imagiologia de superfícies 3D, que requer apenas um percurso ótico de um módulo AWS e uma única câmara para adquirir informações de profundidade. A frente de onda ótica que atravessa uma lente é amostrada em duas ou mais localizações fora do eixo e uma única imagem é registada e medida em cada posição. A rotação da imagem do elemento alvo pode ser utilizada para calcular a distância do elemento à câmara. A amostragem da abertura pode ser efectuada mecânica ou eletronicamente e podem ser modificados diferentes componentes para obter um melhor desempenho. O tamanho da abertura, a iluminação do alvo e a posição do plano de amostragem podem ser optimizados de modo a maximizar a qualidade da imagem captada. A AWS reduz o custo do sistema ao eliminar a necessidade de iluminadores de alvos baseados em laser dispendiosos e de múltiplas câmaras para adquirir imagens 3D. Isto permite que a técnica seja aplicada numa vasta gama de sistemas 2D atualmente disponíveis, tais como câmaras, endoscópios e microscópios.

Estereofotogrametria[69] :

A estereofotogrametria estima todas as coordenadas (x, y e z) apenas através de uma análise algorítmica das imagens. Uma vez que esta abordagem se baseia na projeção passiva de luz e em software em vez de projeção ativa e hardware, a câmara é relativamente pequena, o seu manuseamento é mais fácil e a sua produção é mais barata.

Tecnologias de reconstrução

Um dos principais desafios da criação de um modelo numérico 3D é a correspondência de POI tirados sob diferentes ângulos. As distâncias entre diferentes imagens podem ser calculadas utilizando um acelerómetro integrado na câmara, mas é mais frequente utilizar um cálculo de semelhança para determinar o ponto de vista da imagem. Utilizando algoritmos, o cálculo da semelhança define POI coincidentes em diferentes imagens. Estes POI podem ser encontrados através da deteção de áreas de transição, tais como curvaturas fortes, limites físicos ou diferenças de intensidade de cinzento ("Shape from Silhouette"). Uma matriz de transformação é então calculada para avaliar a semelhança entre todas as imagens, como a rotação ou a homotetia. Os pontos extremos podem também ser eliminados estatisticamente para reduzir o ruído. Cada coordenada (x,y,ez) é extraída da matriz de projeção e é gerado um ficheiro

Impacto clínico das tecnologias IOS

a) Manuseamento e aprendizagem:

Estudos recentes indicaram que a técnica de moldagem digital era mais confortável e mais rápida do que a técnica de moldagem atual.

Cada scanner inclui também tecnologias e captores específicos que afectam o tamanho e o peso da cabeça de digitalização. Por exemplo, tecnologias como a confocal ou a AWS baseiam-se principalmente em hardware que requer componentes volumosos.

Isto está relacionado com o tempo necessário para os operadores se familiarizarem com a ergonomia e o software de cada IOS, e a curva de aprendizagem pode ser inicialmente lenta.

b) Pulverização[72] :

Os tecidos dentários apresentam muitas superfícies reflectoras, como cristais de esmalte ou superfícies polidas, que podem perturbar a correspondência de POI pelo software devido à sobre-exposição. Para evitar esta situação, os profissionais podem alterar a orientação da câmara para aumentar a luz difusa. Outra estratégia para ultrapassar esta dificuldade utilizada por alguns sistemas é a utilização de câmaras com um filtro polarizador. Noutros scanners, é necessário um revestimento de pó de 20-40μm durante o processo de digitalização para reduzir a refletividade. Teoricamente, a espessura do pó pode variar entre operadores e reduzir a precisão do ficheiro, mas o software do IOS é capaz de ter em conta uma espessura média.

A moldagem digital com pó demonstrou anteriormente ser muito exacta para moldagens parciais. No entanto, o pó pode ser relativamente desconfortável para os pacientes, e foi registado um tempo de digitalização adicional quando o pó é contaminado com saliva durante a impressão, uma vez que tal requer a limpeza e a reaplicação do pó. Além disso, no que respeita às digitalizações de maxilas completas, parece ser recomendada a utilização de IOS com tecnologias sem pó, devido à dificuldade de manter o revestimento de pó em todos os dentes durante a digitalização. Em conclusão, embora o pó não seja muito confortável para os pacientes, não foi encontrada nenhuma diferença clara nos artigos relativamente ao efeito do pó na precisão do exame.

c) **Caminhos de varrimento**[73] :

A trajetória de varrimento significa que o scanner intra-oral deve ser utilizado de acordo com um movimento específico para aumentar a precisão do modelo virtual. Estudos recentes demonstraram a influência da trajetória de varrimento na precisão dos dados captados com scanners confocais, tanto in vitro como in vivo. O objeto digitalizado deve ser posicionado no centro de uma área de aquisição para descrever uma esfera óptima em torno do objeto. Os profissionais também têm de manter um movimento fluido, preservando sempre uma distância estável e o dente centrado durante o registo. A câmara deve ser mantida num intervalo entre 5 e 30 mm da superfície digitalizada, dependendo dos scanners e das tecnologias. Este manuseamento é particularmente difícil durante a mudança de eixo, como a passagem do dente posterior para o anterior ou em caso de mau posicionamento. Alguns fabricantes propõem guias para evitar que os profissionais mantenham a distância e o tecido circundante fora do campo de visão da câmara.

Para o IOS que utiliza a tecnologia confocal, quando é necessária uma digitalização de toda a arcada, os fabricantes descrevem diferentes estratégias. Uma delas é um movimento linear em todas as superfícies oclusais palatinas, seguido da superfície vestibular.

Outro procedimento consiste em efetuar sucessivamente uma varredura em S nas faces vestibular, oclusal e lingual de cada dente. A primeira estratégia parece limitar a distorção espacial, terminando a captura na posição inicial e evitando assim um erro unidirecional global, mas o movimento linear ou grosseiro das varreduras vestibulares pode ser impreciso nas zonas interproximais. Esta observação técnica leva o profissional a adaptar o seu protocolo clínico em áreas difíceis, como as zonas interproximais, a preparação dos dentes, as curvaturas elevadas do incisivo central e a mudança de eixo em torno dos caninos. No entanto, a captura de áreas com uma inclinação descendente acentuada, como a área mandibular anterior, está frequentemente associada a dificuldades no tratamento da imagem. Esta limitação sublinha a importância crescente do rastreio IOS e do software que é descrito abaixo.

d) Rastreio e software[74] :

Por vezes, durante a impressão, pode perder-se o rastreio, o que pode desestabilizar o software quando a distância ao objeto ou o percurso de digitalização não é respeitado; o movimento é demasiado rápido ou demasiado brusco. Deve seguir uma estratégia de digitalização, começando, por exemplo, com peças fáceis (faces oclusais de dentes posteriores), para que o software tenha informações suficientes caso se perca o rastreio. Os fabricantes estão atualmente a desenvolver diferentes estratégias e software, algoritmos para continuar a digitalização quando o rastreio se perde, principalmente através do reconhecimento da geometria guardada do objeto. Para isso, os profissionais precisam de voltar a digitalizar uma área significativa sem estarem parados para fornecer informações suficientes à câmara e ao software. A segunda varredura permitirá a correspondência com o ponto de interesse anterior e o software completará a área perdida. Esta nova correspondência de PI é diretamente influenciada por uma geometria complexa do objeto, como curvaturas elevadas ou muitas faces ocultas que reduzem o número de PI e complicam o processo para o software.

e) Qualidade da malha[75] :

O software IOS pode gerar ficheiros com diferentes densidades de malha

(Figuras (a), (b) e (c)). No entanto, uma densidade de malha elevada para todo o dente não é relevante devido ao elevado tempo de computação envolvido. Alguns ficheiros incorporam uma malha de rotina em zonas planas (face vestibular do incisivo) e uma malha mais densa para curvaturas elevadas (bordo incisal ou sulco gengival, por exemplo; Figuras (d) e (e)). De facto, um grande número de triângulos é suficiente para seguir com precisão o perfil de emergência, enquanto um número reduzido pode levar ao alisamento das margens (Figuras (f) e (g)). Durante a digitalização intra-oral, uma grande dificuldade é controlar a mobilidade do doente, que pode levar à digitalização por engano dos tecidos moles periféricos, como a língua ou os maxilares. Da mesma forma, a presença de sangue, saliva ou fluido gengival também pode falsificar a imagem adquirida. Por exemplo, uma película apertada de água pode levar a um erro da ordem dos milímetros na impressão da margem (Figura (h)). Os IOS mais recentes também fornecem cor e textura que aumentam muito a perceção das situações clínicas e do volume dentário. No entanto, a apresentação da lima na interface gráfica do utilizador é muitas vezes enganadora quanto à precisão de uma digitalização devido à utilização de sombras e de algoritmos de suavização. Uma análise minuciosa da veracidade e da precisão parece ser um fator mais relevante para avaliar a exatidão do scanner do atual IOS, sendo estes aspectos discutidos a seguir,

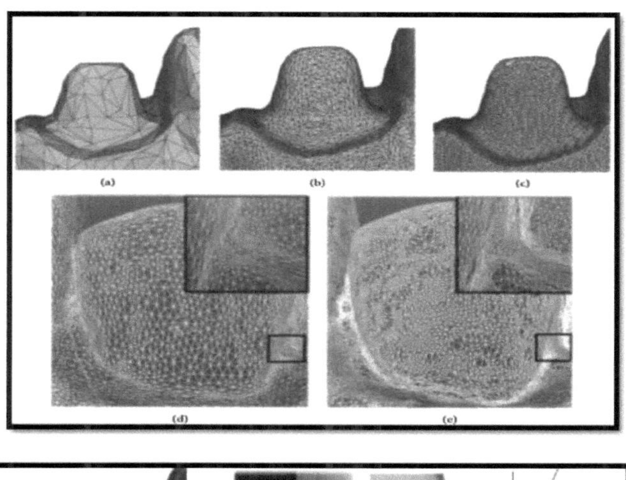

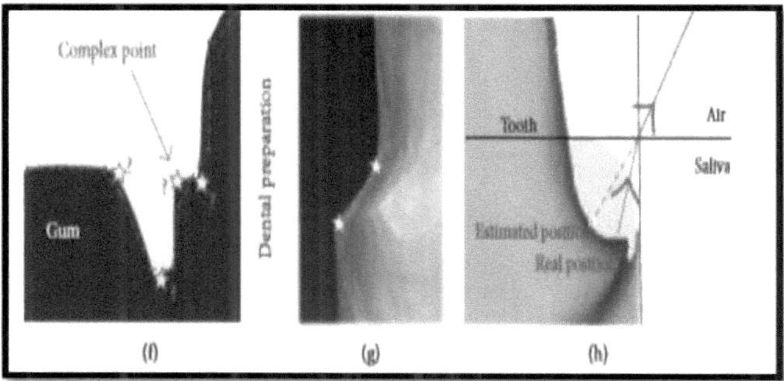

Gestão da qualidade da malha. Comparação dos ficheiros STL em função da densidade da malha. (a) Baixa densidade. (b) Densidade média. (c) Alta densidade. (d) Grande número de triângulos em todo o dente. (e) Malha de rotina em zonas planas e malha mais densa para o sulco gengival. (f) Os dentes preparados apresentam vários pontos que são complexos de digitalizar. (g) Os pontos complexos podem aparecer suavizados no software CAD-CAM. (h) A saliva ou a película de água podem gerar erros durante a impressão da margem que podem reduzir a qualidade da malha.

Como é que funcionam?

Os sistemas CAD/CAM são compostos por três partes principais:

(1)   Uma unidade de aquisição de dados, que recolhe as informações ou dados dos dentes preparados e das estruturas adjacentes, sendo depois convertidos em impressões visuais ou ópticas que são criadas direta ou indiretamente ao mesmo tempo;

(2)   São utilizados diferentes programas informáticos para o desenho das restaurações finais, que são fixadas em impressões ópticas e preparadas para os parâmetros de fresagem;

(3)   Um sistema de fresagem computorizado para o fabrico final da restauração com blocos sólidos do material de restauração adequado. As duas primeiras partes do sistema são associadas na fase CAD, enquanto a terceira é a fase CAM. Os scanners digitais são utilizados para obter a imagem dos dentes preparados, o que acaba por levar à remoção das impressões convencionais. Como já foi referido, a aquisição de dados é feita com a ajuda de scanners com câmara que recolhem as imagens, o desenho da restauração é feito com a ajuda de software e, finalmente, é utilizado um dispositivo de fresagem computorizado para o fabrico da restauração.

Unidades de aquisição digital[77]

Podem distinguir-se duas grandes categorias de sistemas de aquisição digital.

Uma categoria permite a aquisição apenas de dados digitais - um sistema de impressão único.

A segunda categoria de sistemas de aquisição digital permite que os dentistas não só adquiram impressões digitais, mas também permite a capacidade de conceber digitalmente restaurações e, subsequentemente, fresar as restaurações no consultório dentário - sistemas de impressão CAD/CAM.

Alguns dos principais dispositivos de digitalização digital intra-oral são

1. Sistema CEREC
2. Sistema Lava C.O.S.
3. Sistema iTero
4. Sistema E4D
5. Sistema TRIOS
6. Scanner de verdadeira definição 3M
7. PlanScan
8. Scanner de moldagem digital intra-oral CS3500
9. IOS FastScan
10. DENSYS3D
11. DPI - 3D
12. PROGRESSO 3D
13. DIRECTSCAN
14. DIGITALIZADOR DIOS
15. Cara 1500
16. Scanner intra-oral Dental Wings
17. DIOS SCANNER Digitalização intra-oral direta
18. Varreduras azuis-I

<u>Sistema CEREC</u> [78]

O sistema CEREC 1 (Sirona, Bensheim, Alemanha) foi lançado no mercado em 1987, juntamente com o sistema Duret, como o primeiro dispositivo de moldagem digital intra-oral e CAD/CAM. Este sistema foi concebido com o conceito de "triangulação da luz", em que a intersecção de três feixes de luz lineares é focada num determinado ponto no espaço 3D.1 As superfícies com dispersão irregular da luz reduzem negativamente a precisão das digitalizações. Por conseguinte, é necessária a adoção de um revestimento em pó opaco de dióxido de titânio para produzir uma dispersão uniforme da luz e aumentar a precisão da digitalização.

Atualmente, o sistema CEREC mais prevalecente é o seu produto de quarta geração, conhecido como CEREC AC Bluecam. Captura imagens utilizando como fonte de luz um tipo de luz azul visível emitida por um díodo azul LED. O CEREC AC Bluecam pode captar um quadrante da impressão digital em 1 minuto e o antagonista em poucos segundos. O mais recente sistema CEREC, o CEREC AC Omnicam, foi lançado no mercado em 2012. A técnica de imagiologia Omnicam é um estilo de imagiologia contínua, em que a aquisição consecutiva de dados gera um modelo 3D, enquanto a imagiologia Bluecam é uma aquisição de imagem única. O Omnicam pode ser usado para um único dente, quadrante ou arcada completa, mas o Bluecam só pode ser aplicado a um único dente ou quadrante. A digitalização sem pó e as imagens 3D precisas com cor natural são as características mais proeminentes da Omnicam. A caraterística sem pó tem benefícios particulares para uma área de digitalização maior. Superfícies dentárias com dispersão de luz irregular reduzem negativamente a precisão das digitalizações. Por conseguinte, é aconselhável efetuar um revestimento opaco de pó de dióxido de titânio antes da digitalização para induzir uma dispersão uniforme da luz e melhorar a eficácia da digitalização. Ao digitalizar, o dentista segura o scanner e aponta a câmara para a área digitalizada. A ponta da câmara deve estar a alguns milímetros de distância da superfície do dente ou deve apenas tocar ligeiramente na superfície.[6] O dentista é convidado a deslizar suavemente a cabeça da câmara sobre os dentes numa única direção, de modo a gerar os dados sucessivos num modelo 3D. Este processo de digitalização sem interrupções pode expressar uma profundidade de campo notável. Além disso, a digitalização pode ser interrompida e retomada em qualquer altura pelo operador. Uma nova tecnologia de sistema de deteção de vibrações pode garantir que as imagens 3D só são captadas quando a câmara está estável e imóvel, de modo a evitar quaisquer dados imprecisos devido a vibrações ou tremores da mão do operador. Quando a digitalização estiver concluída, a preparação pode ser mostrada no monitor e observada de qualquer ângulo. O coto virtual é cortado no modelo efetivo e a linha de acabamento é delineada pelo dentista diretamente na imagem do coto. Em seguida, um sistema CAD "biogenérico" propõe um desenho de restauração idealizado para que o dentista possa fazer ajustes utilizando uma série de ferramentas no ecrã. Uma vez satisfeito com a restauração, o dentista pode montar um bloco de cerâmica ou material compósito com a tonalidade desejada na unidade de fresagem e começar a produzir a restauração física. Durante a fase de desenho, as ferramentas codificadas por cores determinam o grau de contacto interproximal e asseguram que as restaurações acabadas requerem o mínimo de ajustes, se for o caso, antes da cimentação. O dentista pode capturar os dentes digitalmente e fabricar uma restauração numa única visita, ou pode transferir os dados para o laboratório dentário através do CEREC ConnectR, que, por sua vez, pode selecionar o desenho da restauração virtualmente e fresá-la no laboratório. Este tipo de scanner intra-oral pode ser utilizado para coroas unitárias, facetas, inlays, onlays e FDPs suportados por implantes. Para coroas sobre implantes, o pilar preparado pode ser digitalizado diretamente, ou um corpo de digitalização assente no implante pode ser digitalizado pelo dentista. Um corpo de digitalização é uma capa de plástico com marcadores que fornecem o registo 3D da localização do implante. O sistema CEREC é um sistema fechado, exportando os dados de impressão digital como um ficheiro de formato proprietário que funciona nos dispositivos CAM de suporte da Sirona, como o CEREC MC e o CEREC In-Lab. O CEREC MC é uma unidade de fresagem lateral que pode fornecer tratamentos numa única consulta. Anteriormente, a unidade de fresagem CEREC chair side não era capaz de fresar FPDs e alguns materiais cerâmicos de alta resistência. Por conseguinte, estes tipos de casos tinham de ser fresados através do CEREC InLab. Com os recentes desenvolvimentos nos dispositivos CEREC, a CEREC MC X e a CEREC MC XL combinadas com a CEREC AC Omnicam podem ser utilizadas para a maioria das indicações e materiais, incluindo FPDs e óxido de zircónio.

CEREC Bluecam[79] :

O sistema CEREC (Sirona - Alemanha) foi introduzido no mercado em 1985 e foi o primeiro a utilizar o conceito CAD / CAM. O Bluecam foi o primeiro sistema

Sirona baseado em fotografia para protocolo intra-oral depois do idealmente originado e do CEREC 2. A câmara intra-oral CEREC Bluecam permite a aquisição de imagens de alta resolução através de um potente díodo emissor de luz (LED). Este sistema requer uma fina camada de pó de dióxido de titânio como meio de contraste (CEREC Optispray) sobre a superfície ou tecido a ser digitalizado. O Bluecam pode ser aplicado num único quadrante e obtém uma série de fotografias que são incorporadas no processamento digital. Atualmente, este scanner está a desaparecer do mercado devido à introdução de sistemas mais modernos, precisos, exatos e confortáveis para o paciente.

CEREC Omnicam[80] :

Este scanner (Dentsply-Sirona-Alemanha) é uma evolução do CEREC Bluecam, já incorporando a tecnologia de fotometria de vídeo. Apresenta uma câmara de vídeo que gera um modelo tridimensional com cor real e em tempo real, sem necessidade de aplicar pó antes da digitalização. O processo de digitalização com a Omnicam deve ser realizado em condições secas e a câmara deve ser mantida o mais próximo possível do dente para adquirir uma digitalização intra-oral precisa. As actualizações de software para o sistema minimizaram os erros de digitalização. Este sistema centra-se principalmente na produção de inlays, coroas parciais e totais como um sistema de consultório. Podem ocorrer variações nos desenhos, mas com resultados não suportados cientificamente em tratamentos como pontes fixas de longo alcance. A Omnicam pode ser utilizada para um único dente, implante, quadrante ou arcada completa. Além disso, através de uma licença específica, pode exportar os ficheiros STL para sistemas externos abertos ao fabricante.

CEREC Primescan[81] :

É a última evolução do IOS deste fabricante (Dentsply-Sirona - Alemanha). Tem um ecrã e um painel tátil, juntamente com o novo software CEREC 5. Permite efetuar scans de arco completo e de zonas individuais com grande eficácia e precisão. Encontra-se dentro dos scanners com maiores avanços, utilizando vídeo, inteligência artificial, eliminando artefactos desnecessários, com uma profundidade de varrimento segundo o seu fabricante de até 20 mm, para que as impressões do sulco em preparações sub-gengivais ou soquetes pós-extração possam ser viáveis. Este scanner possui um processador que permite processar até 1000000 de pontos 3D por segundo, com uma maior velocidade de digitalização.

Sistema Lava C.O.S. (Lava Chairside Oral Scanner; 3M ESPE, Seefeld, Alemanha 2006)[82] :

Funciona segundo o princípio da amostragem ativa da frente de onda. Este princípio refere-se à obtenção de dados 3D a partir de um sistema de imagem de lente única. Três sensores podem captar imagens clínicas de diversos ângulos em simultâneo e gerar manchas de superfície com dados infocus e out-of-focus através de algoritmos de processamento de imagem proprietários.

Podem ser capturados 20 conjuntos de dados 3D por segundo, incorporando mais de 10.000 pontos de dados em cada digitalização. Isto permite ao sistema produzir uma digitalização precisa a partir de mais 2400 conjuntos de dados (ou 24 milhões de pontos de dados). O Lava C.O.S. tem a ponta de scanner mais pequena - apenas 13,2 mm de largura. Requer uma pulverização de revestimento em pó (lavatm powder for chairside oral scanner; 3M ESPE) na superfície do dente antes do scanner ser pulverizado na superfície do dente para formar uma camada homogénea.

Durante o processo de digitalização, o dentista deve começar pela área posterior do dente e mover a câmara para a frente, assegurando que os lados vestibular e lingual são capturados. Uma vez confirmado que todos os pormenores necessários foram captados na digitalização de preparação, é necessário efetuar uma digitalização rápida do resto da arcada. Se o ecrã mostrar uma área crítica em falta ou desfocada na digitalização, o dentista só precisa de voltar a digitalizar essa área específica e o software irá terminar automaticamente. De seguida, o dentista digitaliza a arcada oposta da mesma forma. Finalmente, é efectuada uma digitalização do lado bucal com o paciente em oclusão e o sistema articula automaticamente os dentes maxilares e mandibulares para criar um registo de mordida.

Os dados digitais são praticamente descartados depois de serem transferidos para o 3M ESPE. Posteriormente, os dados são articulados normativamente com as digitalizações opostas e de mordida. Um modelo de estereolitografia (SLA) é criado pelo fabricante e entregue ao laboratório. Apesar do nome diferente do sistema, não se dedica apenas à criação de coroas Lava e FDP's. Todo o tipo de linhas de acabamento pode ser reproduzido nas matrizes SLA, o que permite que qualquer tipo de coroa possa ser fabricada pelo laboratório dentário. Na maioria dos casos, o Lava C.O.S. também exporta ficheiros de dados em formato proprietário, que só podem ser concebidos e fabricados pelo seu software CAD e dispositivo CAM de suporte.

A digitalização de casos de implantes é efectuada pela Biomet3i (Palm Beach Gardens, FL). Utiliza uma tampa de cicatrização (Encode; Biomet 3i) fixada ao implante antes de obter uma impressão ótica. Após a aquisição de dados, a Biomet3i pode fresar o pilar. A opção alternativa é enviar os dados para o software Dental Wings (DWOS). A compatibilidade com outros softwares faz do Lava C.O.S. um sistema semi-aberto.

<u>Sistema iTero (Cadent Inc Carstadt, NJ, 2007)</u>[83] :

digitalização ótica baseada no princípio da imagem confocal paralela. É possível obter um total de 100.000 pontos de luz laser a 300 profundidades focais da estrutura dentária durante um exame. Estas imagens de profundidade focal são separadas ao nível de aproximadamente 50 μm, permitindo que a câmara adquira dados precisos das superfícies dentárias. A digitalização confocal paralela com o sistema iTero pode captar todas as estruturas e materiais na boca sem revestir os dentes com pós de digitalização. Quando o dente preparado é terminado por enxaguamento, retração, hemostasia e secagem ao ar, o dentista coloca o scanner sobre o dente e inicia o processo de digitalização.

As varreduras sobre os dentes preparados devem envolver as seguintes áreas: oclusal, lingual, vestibular e contactos interproximais dos dentes adjacentes. Após a conclusão, obtém-se uma vista em ângulo de 45 ° nas direcções vestibular e lingual dos restantes dentes da arcada e da arcada oposta. Por fim, obtém-se um scan vestibular da oclusão cêntrica do paciente. O sistema efectua instantaneamente um registo virtual da mordida. A impressão digital completa é transmitida às instalações da Cadent e ao laboratório dentário através de um sistema sem fios compatível com HIPAA. A precisão dos modelos e moldes fresados é assegurada pelas máquinas de fresagem industriais de 5 eixos da Cadent. Os modelos Cadent têm uma caraterística única. Entre eles, um modelo pode ser utilizado como modelo de trabalho ou modelo de tecidos moles. Ao fazer a fresagem dos moldes de forma eficaz, os moldes e modelos são desenvolvidos com precisão e as imprecisões do corte manual são erradicadas. De seguida, a restauração definitiva é processada especificamente no laboratório utilizando a prescrição digital.

O iTero é um sistema aberto no tratamento de coroas, FPDs, facetas, implantes, alinhadores e retentores. Exporta ficheiros de imagem digital em formato STL, que podem ser partilhados por qualquer outro laboratório equipado com um sistema CAD/CAM. Para uma impressão ótica da posição do implante, a iTero tem uma parceria com a Straumann, que tem contribuído para uma melhoria considerável das circunstâncias clínicas com implantes nos últimos anos. Nestes casos, a Straumann aplica componentes de implantes de acordo com o software CAD DWOS, que trabalha com os dados de impressão digital do iTero. Uma transferência específica é fixada na superfície superior sobre os implantes com três esferas, permitindo o posicionamento correto do implante. A câmara do sistema iTero é depois colocada sobre o implante e os dados da impressão digital são obtidos.

<u>Sistema E4D (D4D Technologies, LLC (Richardson, TX)[84] :</u>

Utiliza um laser vermelho como fonte de luz e micromirrors para vibrar 20.000 ciclos por segundo. O seu laser de alta velocidade formula uma impressão digital dos dentes preparados e proximais para criar uma imagem 3D interactiva que capta imagens de todos os ângulos. O software cria uma biblioteca de imagens. O sistema funciona como um dispositivo de digitalização intra-oral sem pó.

Inclui um carrinho com o centro de desenho (computador e monitor), cabeça de scanner a laser e uma unidade de fresagem separada. Ao digitalizar o dente preparado, o dentista coloca o scanner intra-oral por cima do dente enquanto mantém premido o pedal. Após centrar a área alvo no ecrã e focar as imagens, o pedal é libertado e as imagens são fixadas. O scanner deve ser mantido a uma distância específica da superfície a ser digitalizada. Isto é conseguido com a ajuda de "botas" com ponta de borracha que se estendem da cabeça do scanner. Desta forma, é captada uma série de imagens dos ângulos necessários. O sistema integra automaticamente estas imagens numa impressão 3D completa.

Ao contrário dos sistemas descritos anteriormente, a relação oclusal não é obtida através do varrimento da boca fechada a partir da direção vestibular. Em vez disso, é criada com material de moldagem aparado e colocada em cima do dente preparado posteriormente. O scanner capta uma combinação do material de registo e dos dentes adjacentes livres de cobertura de material. Estes dados são aplicáveis para desenhar as alturas oclusais das restaurações, seguindo o procedimento CAD.

Os dados da impressão digital 3D podem ser exportados num formato proprietário ou num formato STL. Para o formato fechado proprietário, os dados são enviados para o software DentaLogic específico para trabalho CAD. O sistema de desenho E4D pode detetar e marcar automaticamente a linha de chegada no preparo. Assim que um ponto de referência é marcado pelo dentista, o computador Autogenesis TM começa a selecionar uma restauração proposta a partir das suas bibliotecas anatómicas para o dente em questão. Além disso, o operador modula a restauração proposta com várias ferramentas simples. Após a autorização da restauração definitiva, o centro de desenho transmite os dados para a máquina de fresagem. Com blocos de cerâmica ou compósito montados na máquina de fresagem e instrumentos diamantados rotativos, o dentista pode concluir o fabrico da restauração.

O ficheiro do sistema E4D também pode ser convertido num ficheiro STL pela tecnologia D4D. Assim, os dados da impressão digital podem ser utilizados por outros sistemas CAD/CAM, e o sistema E4D pode ser considerado como um dispositivo semi-aberto. Este sistema pode trabalhar com um dispositivo de fresagem de cadeira. funcionar como um "tratamento de visita única" e fornecer próteses de cerâmica de alta resistência ou compósito mesmo para dentes minimamente preparados.

Sistema TRIOS (3Shape Copenhaga, Dinamarca 2010)[85] :

Lançado em 2010 e apresentado ao mercado em 2011, funciona segundo o princípio da secção ótica ultra-rápida e da microscopia confocal. Uma velocidade de varrimento rápida de até 3000 imagens por segundo reduz a influência do movimento relativo entre a sonda do scanner e os dentes. Ao analisar um grande número de imagens obtidas, o sistema pode criar instantaneamente um modelo digital 3D final que reflecte a configuração real dos dentes e a cor da gengiva. Este scanner é um dispositivo sem pó no processo de digitalização.

O sistema de digitalização tem a propriedade de telecentricidade no espaço do objeto a ser digitalizado e é possível deslocar o plano focal mantendo a telecentricidade e a ampliação. O funcionamento do TRIOS é relativamente simples. O dentista pode segurar o scanner a uma série de distâncias do dente. Quer esteja perto do dente ou a uma distância de 2 a 3 cm, a focagem e a captação de imagens não são afectadas. Os perfis 3D dos dentes e da gengiva são gerados simultaneamente, enquanto o dentista move o scanner gradualmente sobre eles.

Depois de digitalizar os dentes superiores e inferiores, pode ser efectuada uma digitalização bucal quando o paciente se fecha numa posição intercuspidal. O sistema do computador anfitrião implementará um registo digital para criar uma relação de oclusão 3D.

O TRIOS inclui DUAS peças: TRIOSR Cart e TRIOSR Pod. O TRIOSR Pod oferece uma melhor mobilidade e flexibilidade devido à sua construção simples com um scanner de mão apenas e à sua compatibilidade com outros computadores ou iPad. Tanto para o carrinho TRIOSR como para o scanner TRIOSR Pod, os médicos podem escolher um programa de solução TRIOSR Standard ou TRIOSR Color. Este último é capaz de captar e demonstrar as imagens dos dentes e dos tecidos moles a cores reais.

O sistema TRIOS pode prestar serviços numa vasta gama de indicações, incluindo coroas, FPDs, facetas, inlays, onlays, implantes e casos ortodônticos. Com o desenvolvimento do TRIOSR Color, espera-se que, no futuro, os pacientes com uma prótese parcial removível ou uma prótese completa sejam digitalizados diretamente por via intraoral. É um sistema aberto que pode exportar dados 3D como um ficheiro STL ou um ficheiro proprietário. O ficheiro STL pode trabalhar em conjunto com outros sistemas CAD/CAM.

O ficheiro encriptado proprietário só pode ser concebido pelo software CAD específico da 3Shape' s e pelo 3Shape Dental System™ Além disso, o TRIOS é um sistema CAD e de aquisição de impressões digitais profissional e não inclui um dispositivo de fresagem CAM.

Para além dos cinco sistemas acima descritos, estão disponíveis outros sistemas de moldagem digital. Para além da utilização regular dos sistemas de moldagem digital intra-orais acima mencionados, devem ser mencionadas outras funções. Alguns tipos de sistemas digitais intra-orais são também utilizados para fins de instrução e educação. O E4D CompassTM permite que os operadores clínicos se instruam e orientem sobre a possível opção terapêutica antes de iniciar o tratamento. O

TRIOSR e o iTero contêm ferramentas de diagnóstico para avaliar a preparação, que podem ser utilizadas para instruir os estudantes de medicina dentária sobre a preparação correcta dos dentes e para classificar a preparação dos dentes nas escolas de medicina dentária.

Scanner de verdadeira definição 3M (3M ESPE)[86] :

O sistema 3M utiliza uma luz LED azul e um sistema de imagem de vídeo de amostragem frontal de onda ativa para captar os dados e criar um molde virtual. Um sistema de plataforma aberta que oferece a possibilidade de ligação a um software de desenho certificado e a uma máquina de fresagem em cadeira. Ao mover a câmara sobre as superfícies dos dentes, a transmissão de vídeo desenvolve um molde virtual. Após a digitalização dos dentes e a criação do molde virtual, os dados adquiridos são enviados para a 3M para processamento e ficam disponíveis para transferência em minutos.

Plan Scan (Planmeca, conduzido por E4D Technologies)[87] :

Pode ser utilizado como um sistema de impressão digital, bem como como um sistema de desenho e fresagem em consultório. Como este sistema exporta e importa ficheiros STL, é um sistema aberto. O sistema PlanScan utiliza luz laser azul com tecnologia de transmissão de vídeo em tempo real para captar os dados dentários e não contém pó. Adequado para digitalização sextante precisa. Captura com precisão tecidos duros e moles de várias translucências, restaurações dentárias, modelos e impressões convencionais.

As pontas de scanner amovíveis com espelhos aquecidos incorporados permitem que não haja tempo de paragem entre pacientes, bem como uma desinfeção de alto nível. As pontas do scanner podem agora ser autoclavadas, para além de estarem disponíveis em diferentes tamanhos. O Planmeca, PlanCAD Design Center inclui software de digitalização, software de desenho, um rato e um computador portátil. Os moldes digitais podem ser utilizados para desenhar inlays, onlays, coroas, pontes e facetas. Se necessário, as digitalizações podem ser enviadas para o laboratório para processamento, conceção e fabrico das restaurações ou as restaurações podem ser fresadas no consultório utilizando a máquina de fresagem PlanMill 40. Os diferentes scanners disponíveis são o Planmeca Emerald™ S, PlanmecaRomexis.

Scanner de moldagem digital intra-oral CS3500[88] :

O scanner intra-oral CS 3500 é um dos mais recentes scanners intra-orais sem pó disponíveis que permite aos profissionais de medicina dentária digitalizar os dentes dos pacientes para criar imagens 3D a cores. Pode obter impressões digitais precisas a cores verdadeiras, 2D e 3D. Possui digitalização de alta angulação de até 45 graus e a uma profundidade de -2 a +13 mm. Também possui um sistema de orientação de luz exclusivo. A imagem 3D colorida é suposto ajudar a desenhar facilmente as linhas de margem e a identificar as diferenças entre a estrutura natural do dente e as restaurações existentes. Um sistema de orientação por luz permite que o utilizador se concentre na aquisição da imagem na boca do paciente, e não no monitor.

O scanner pode ser utilizado para desenhar uma única coroa, ponte, inlay, onlay e faceta através do software CS Restore e fresado com a máquina de fresagem Care Stream opcional (CS 3000) ou os dados podem ser enviados para um laboratório para desenho e fresagem. As digitalizações também podem ser exportadas como ficheiro STL, é um sistema aberto.

IOS FastScan - por IOS TECHNOLOGIES, INC.5. (US 2007)[89] :

Criado no início de 2007, o sistema baseia-se no princípio da triangulação ativa. O sistema combina a luz de duas perspectivas numa única câmara utilizando a triangulação passiva ou ativa. Avançou do protótipo para a versão de produção e revelou-se bem sucedido em testes clínicos beta. Glidewell Laboratories (CA) tem sido a principal instalação de testes clínicos para o IOS FastScan da IOS

Technologies. o único sistema em que a câmara se move dentro da varinha. O único sistema em que a câmara se move dentro da varinha. A sonda do scanner 3D varre uma folha de luz através de uma ou mais superfícies dos dentes, em que o projetor da folha de luz e a abertura de imagem dentro da sonda do scanner se movem rapidamente para a frente e para trás ao longo de todo ou parte do percurso completo do scanner, apresentando uma pré-visualização 3D quase em tempo real do modelo 3D digital da dentição digitalizada. Um ecrã de pré-visualização 3D fornece feedback sobre a forma como a sonda está posicionada e orientada em relação à dentição do paciente.cArmazena os dados em formato de esterolitografia (STL), um formato de dados de fonte aberta que todos os laboratórios podem reconhecer, abrir e manipular. O modelo virtual pode ser recortado, a margem pode ser marcada e o coto pode ser rápida e facilmente cortado utilizando o software IOS FastScan™ Dental CAD.

DENSYS 3D MIA3d (IL) (Migdal Ha'Emeq, Israel, fevereiro de 2009)[90] :

O Densys 3D é uma unidade autónoma de apoio à cadeira, composta por um PC, um ecrã plano e uma pequena câmara intra-oral de mão, criada pela DENSYS LTD. O braço da câmara utiliza luz visível e produz um pequeno ficheiro ASCII que permite uma arquitetura de ficheiro aberto para uma fácil integração com terceiros. Tem a varinha mais pequena e mais leve. Pesa 100 g. O sistema utiliza o princípio da estereofotogrametria ativa com projeção de luz estruturada. Os modelos 3D são obtidos a partir de uma única imagem por triangulação com uma imagem armazenada da iluminação estruturada numa superfície de referência, como um plano. Trata-se de um sistema aberto. As imagens de digitalização são guardadas no formato ASCII. Necessita de um meio de contraste antes do procedimento de digitalização.

DPI - 3D BY DIMENSIONAL PHOTONICS INTERNATIONAL, INC. (US 1990s,)[91] :

A Dimensional Photonics International, Inc. (DPI) é uma empresa líder no desenvolvimento de tecnologia avançada de medição tridimensional (3D) e de captura de formas. Originalmente concebida no Laboratório Lincoln do Instituto de Tecnologia de Massachusetts (MIT) no final dos anos 90, a tecnologia proprietária está atualmente entre as tecnologias de digitalização 3D mais precisas e versáteis. O DPI - 3D é um sistema de imagiologia intra-oral baseado no princípio da interferometria de franjas de acordeão (AFI). Alarga a tradicional interferometria laser linear a três dimensões.

O trabalho original sobre o AFI foi efectuado no Laboratório Lincoln do MIT. O AFI oferece muitas vantagens em relação aos scanners de "luz branca" mais antigos, tais como uma menor sensibilidade às variações e ao ruído da luz ambiente, uma precisão muito elevada, uma grande profundidade de campo do projetor, uma maior capacidade de digitalizar superfícies brilhantes e translúcidas e a capacidade de digitalizar sem alvos e sistemas fotogramétricos. O dispositivo utiliza uma fonte de radiação ótica com um comprimento de onda entre cerca de 350 nm e 500 nm para reduzir o erro de medição associado à penetração da radiação incidente nas regiões subsuperficiais de objectos translúcidos. Sistema aberto, uma vez que os ficheiros são guardados no formato STL. As digitalizações estão disponíveis em várias imagens. Não necessita de revestir a superfície dos dentes com pó ou spray.

KaVo Lythos (KaVo, Biberach/Riss, Alemanha 2013)[92] :

A KaVo apresentou na IDS o seu primeiro scanner intra-oral patenteado, o sistema de impressão digital KaVo Lythos. Este scanner é uma evolução do scanner intraoral Ormco Lythos, apresentado na IDS em 2013 pela Ormco, uma empresa do grupo KaVo Kerr. Isto significa que existem agora duas versões do scanner: uma versão ortodôntica com uma gama limitada de aplicações (ver abaixo) e um scanner especial de consultório que também oferece uma representação em cores reais das superfícies digitalizadas. O scanner KaVo Lythos não difere em aparência do seu modelo anterior e está disponível, entre outras, como uma versão de mesa com um ecrã tátil. O scanner Lythos oferece um funcionamento sem pó. Não oferece captura de dados por meio de varrimento guiado. O scanner capta os dados de superfície através de sequências de vídeo que utilizam a triangulação ótica sob a forma de um processo denominado interferometria de alta velocidade. Dispõe de uma ferramenta de recorte virtual. O fluxo de trabalho digital ocorre sempre através de uma plataforma proprietária baseada na nuvem; os dados podem ser exportados a partir daí no formato STL aberto. A versão para computador portátil também permite a leitura de dados diretamente a partir da sua porta USB. A KaVo apresentou na IDS o seu próprio fluxo de trabalho chairside, utilizando o software CAD KaVo multiCAD e a fresadora de 5 eixos Arctica Engine. O fluxo de trabalho no laboratório é estabelecido de forma correspondente através dos dados STL abertos para processamento posterior por fabricantes terceiros. Até à data, não foram estabelecidos fluxos de trabalho proprietários nas áreas da implantologia e da ortodontia.

3D PROGRESS BY MHT S.P.A. (IT) AND MHT OPTIC RESEARCH AG (CH2015)[93] :

MHT Optic Research AG (CH), é um sistema de impressão digital leve e portátil que se liga a um PC através de um cabo USB 2.0. A tecnologia do progresso 3D é a microscopia confocal combinada com a deteção do efeito moiré, um tipo de luz estruturada. Os dados recolhidos são mostrados em tempo real no ecrã do computador. digitalização do tecido oral sem utilização de opacificadores. É possível efetuar a costura automática em tempo real. É possível o registo automático ou semi-automático da mordida. O 3D Progress efectua a impressão digital em menos de 1/10 de segundo para uma única digitalização com uma velocidade de digitalização típica de 14 digitalizações/segundo (dependendo do PC), pelo que pode digitalizar uma arcada completa em menos de 3 minutos. Não necessita de pulverizar as superfícies translúcidas. O Opacefier será sempre necessário quando digitalizar superfícies altamente reflectoras, como, por exemplo, pilares e marcadores de implantes. As digitalizações são emitidas primeiro numa nuvem de pontos e depois, como saída final, num formato STL comum como um ficheiro de superfície, compatível com a maioria das plataformas CAD. Um sensor de pixels inteligente que permite uma digitalização rápida e precisa, uma costura automática em tempo real de cada digitalização individual, a possibilidade de pausar/parar a digitalização em cada momento, uma deteção automática (ou semi-automática) da linha de margem, uma ligação USB 2.0 ao PC. O 3D Progress funciona como um microscópio confocal combinado com a deteção do efeito Moireé

AADVA (GC, Leuven, Bélgica 2015)[94]

A GC apresentou o seu primeiro scanner intra-oral patenteado, o AADVA, na IDS, com a introdução no mercado prevista para finais de 2015. O scanner AADVA é um desenvolvimento do scanner a.tron3D Bluescan-I, que foi apresentado pela primeira vez há 2 anos na IDS. O AADVA oferece uma operação sem pó de acordo com um princípio especial de estereovisão. Embora o scanner capte atualmente dados em monocromático, está prevista a introdução no mercado de um visor a cores. O scanner está disponível na versão trolley com ecrã tátil, estando prevista uma versão incorporada na unidade de tratamento dentário. Os resultados dos estudos de precisão indicam valores de 25 µm para um quadrante e 15 µm para um dente individual. O fluxo de trabalho digital tem sempre lugar através da plataforma proprietária baseada na nuvem AADVA Connect, ou através da exportação direta de STL. Embora ainda não tenha sido estabelecido um fluxo de trabalho no consultório, este está atualmente em fase de planeamento, de acordo com as informações do fabricante. O processamento no laboratório é efectuado utilizando o software CAD AADVA Soft, propriedade da GC, ou software de terceiros, o que não constitui problema, uma vez que o formato STL é suportado. Ainda não foram estabelecidos fluxos de trabalho nos domínios da ortodontia e da implantologia.

IntraScan (Zfx, DACHAU, Alemanha) [95]

A Zfx apresentou o scanner intra-oral, IntraScan, na IDS. Este scanner, já estabelecido há vários anos, está optimizado para a digitalização sem pó e a captura da superfície do dente utilizando sequências de vídeo de microscopia confocal. O scanner está disponível apenas numa versão USB. O fluxo de trabalho digital ocorre através da exportação direta de STL, o que permite a integração com sistemas de terceiros para um fluxo de trabalho de laboratório correspondente. A Zfx oferece um fluxo de trabalho laboratorial completo, desde o scanner intra-oral até ao software de desenho digital e uma fresadora de 5 eixos. Uma restauração de dissilicato de lítio pode ser fresada em 25 a 40 minutos, dependendo da morfologia. Não é fornecido um fluxo de trabalho de consultório, nem oferece um fluxo de trabalho independente nas áreas de implantologia e ortodontia. A Zfx também oferece o IntraScan a parceiros franchisados, por exemplo, a Goldquadrat.

Rainbow ios (DENTIUM, SU-WON, coreia 2015) [96]

A Dentium lançou na IDS o seu primeiro scanner intra-oral sem pó e a cores verdadeiras, o rainbow iOS. O scanner funciona de acordo com os princípios da triangulação. O dispositivo está disponível na versão trolley com um ecrã multi-toque e a sua introdução no mercado está prevista para o outono de 2015. Embora ainda não tenha sido possível demonstrar o fluxo de trabalho digital, está planeado que este ocorra através de uma plataforma proprietária baseada na nuvem. Isto permitirá que o fluxo de trabalho de laboratório seja efectuado utilizando as máquinas de perfuração próprias do sistema, como a Rainbow Mill Clinic. É necessário um software CAD externo para o desenho da restauração.

Ainda não foi demonstrado um fluxo de trabalho estabelecido no consultório e/ou fluxos de trabalho para tratamento na área da implantologia e ortodontia.

Condor (IFM, Gent, BÉLGICA 2015)[97]

A MFI apresentou o seu primeiro scanner intra-oral patenteado na IDS - um scanner pequeno e compacto chamado Condor. As patentes para este scanner foram desenvolvidas pelo Professor François Duret. O Condor oferece uma digitalização sem pó e captura da superfície do dente numa sequência de vídeo a cores reais. O scanner intra-oral, baseado num princípio especial de vídeo estereofotogramétrico, estará disponível numa versão USB, numa versão de mesa com um ecrã tátil e numa versão incorporada na unidade de tratamento dentário. A introdução no mercado está prevista para o final de 2015. O fluxo de trabalho digital é realizado através da exportação direta de dados no formato aberto STL, o que permite a integração com sistemas de terceiros para um fluxo de trabalho laboratorial correspondente. Ainda não foi estabelecido um fluxo de trabalho de consultório, nem fluxos de trabalho próprios para aplicações em implantologia e ortodontia.

DIGITALIZAÇÃO DIRECTA POR HINT - ELS GMBH (DE, 2000)[98] :

O sistema de medição baseia-se no princípio da visão estereoscópica humana e no princípio da projeção linear. O objetivo deste desenvolvimento tem sido um sistema para a medição exacta de dentes individuais e arcadas completas, pelo que, no final de 2010, a empresa Hint-els® anunciou, para o primeiro trimestre de 2011, o lançamento do seu Directscan.

O scanner ótico tira uma sequência rápida de fotografias de vários ângulos a cada 200 milissegundos, registando a superfície e a forma de cada dente ou lacuna. O dentista introduz depois as imagens num software 3D, que efectua uma comparação com precisão de píxeis para mapear a boca do paciente.

Os dados de saída são armazenados em formato STL e podem ser processados tanto com os componentes CAD/CAM como com outros sistemas abertos. O software de desenho inclui um articulador virtual e permite a modelação de inlays totalmente anatómicos, coroas e pontes de grande extensão.

<u>DIOS SCANNER Digitalização intra-oral direta (MEDIT. Prémio Red Dot Design Award para o i500 da OEM (Original Equipment Manufacturer) Medit, Coreia)[99] :</u>

O inovador scanner intra-oral beneficia de digitalizações a cores realistas. Funciona com base no princípio da triangulação ótica e a luz utilizada é um projetor LED azul. A câmara dupla é utilizada para efeitos de digitalização. Tecnologia de imagem Tecnologia de vídeo 3D-in-motion, as digitalizações são obtidas em formato de vídeo. As imagens são adicionadas, as imagens são capturadas em 3D a cores em streaming. Velocidade impressionante, para a digitalização do quadrante demora < 30 seg. e para o arco completo demora < 90 seg. Produz imagens realistas e precisas com uma resolução extremamente elevada Precisão de dente único: 3,2 ± 0,49 µm, precisão de arcada completa: 22,6 ± 7,55 µm Máxima flexibilidade, os ficheiros podem ser guardados em formato .stl, .obj, .ply, ou seja, sistema aberto em termos de troca de dados e enorme velocidade. Consiste em peça de mão + cabo, tampa de transporte, 4 pontas de digitalização autocláveis, dispositivo de calibração, suporte de mesa, suporte de parede, cabo USB 3.0, adaptador de grau médico e cabo de alimentação, pen USB (com software Meditlink pré-instalado). Disponível em cores vivas.

<u>Cara i500 (Kulzer's Desenvolvido em parceria com a Medit 2018)[100] :</u>

Este scanner possui um sistema de gestão do fluxo de trabalho baseado na nuvem, maior precisão e maior exatidão, facilidade de utilização, rotinas de trabalho escalonadas, maior eficiência, funcionamento rápido e fácil.

Não há curvas de aprendizagem acentuadas. Um fluxo de trabalho mais integrado - os dados digitalizados podem ser facilmente importados para qualquer software CAD, imprima com cara Print 4.0 e dima Print Materials, a ponta pequena e a digitalização sem pó tornam o processo confortável para o paciente. Os scanners

Medit podem armazenar digitalizações em formato Raw ou processadas com o nome MeditMesh.

Dupla focagem: Duas câmaras de alta velocidade garantem resultados rápidos e imagens de alta resolução graças a digitalizações rápidas e baseadas em vídeo. O sistema aberto pode exportar os ficheiros .stl, .ply ou .obj para um processamento e design mais convenientes. Digitalizações a cores vivas e precisas para uma fácil diferenciação entre tecidos moles, placa bacteriana e dentes.

Vasta gama de indicações fabrico de pilar único personalizado, inlays e onlays, coroa única, faceta, ponte de implante de 3 unidades até 5 unidades, guia de implante, fluxos de trabalho de prótese.

Funcionalidades iScan:

Criação de linhas de margem O iScan possui funções de criação automática e manual de linhas de margem, bem como funções de edição. Durante a digitalização de um paciente, pode adicionar ou editar pontos de controlo aos dados de digitalização dos dentes preparados, de modo a desenhar a linha de margem mais precisa. Câmara HD Juntamente com a função de digitalização 3D, esta função permite-lhe utilizar o scanner como câmara intra-oral para tirar fotografias HD.

<u>**Scanner intra-oral Dental Wings[101] :**</u>

Concebida para o ajudar a maximizar o conforto do doente e o sucesso clínico.

Excelente acesso à tecnologia de digitalização multiscan imaging 3d, que consiste em 5 scanners 3d miniaturizados na ponta da peça de mão. Os dentes e os tecidos moles são digitalizados a partir de várias orientações em simultâneo, capturando áreas de preparações difíceis de ver com o mínimo esforço.

Controlo por gestos optimizado: estes scanners estão equipados com tecnologia de reconhecimento de gestos para controlo de infecções, facilitando uma operação sem toque do sistema, mesmo com luvas.

Técnica sem pó. Fornece uma avaliação essencial em tempo real da situação clínica, como a distância oclusal e os rebaixos, assegurando que o desenho CAD subsequente gera a melhor restauração possível. Os dados capturados são transmitidos sem fios para o consultório ou para sistemas remotos para desenho e produção imediata de próteses.

Dados STL ou DWOS connect, escolha a liberdade dos dados STL abertos ou o DWOS Connect para uma colaboração óptima com os seus parceiros de laboratório.

Editor de planos intuitivo e simplificado: Permite a criação rápida de uma prescrição completa a ser enviada, juntamente com os dados da digitalização, para o seu parceiro de laboratório através do DWOS Connect Acesso intra-oral sem paralelo Imagens de digitalização múltipla A tecnologia de digitalização 3d, que consiste em cinco scanners 3D miniaturizados na ponta da peça de mão, permite uma das pontas de peça de mão mais pequenas do sector. Além disso, os dentes e os tecidos moles são digitalizados a partir de várias orientações em simultâneo, capturando áreas de preparações difíceis de ver com o mínimo esforço.

Feedback visual e sonoro, Um anel luminescente na peça de mão e sinais sonoros indicam quando os dados de digitalização estão a ser captados com êxito, para que possa manter a concentração no seu doente e não no ecrã do scanner. Fluxo de trabalho aberto Com a saída .STL aberta disponível, pode enviar dados de digitalização para o seu laboratório favorito equipado com DWOS CAD ou qualquer software de desenho CAD aberto.

Solução Chairside Cad para dentistas

O Dental Wings DWOS Chairside CAD é um software de desenho aberto autónomo que pode ser combinado com um scanner intra-oral ou um scanner de moldagem e uma fresadora para criar uma solução completa no consultório. Ferramentas de desenho especiais para permitir o desenho rápido de restaurações altamente estéticas, tais como inlays, onlays, coroas de contorno completo e facetas a fresar no consultório dentário.

<u>Biuescans-I</u>[102]

O Bluescan-I foi desenvolvido em cooperação com o maior e mais independente Instituto de Investigação Austríaco (AIT) e é um sistema de medição ótica altamente complexo que capta 8-15 imagens estéreo por segundo.

Neste sistema, tirar impressões de dentes é como tirar um vídeo com uma peça de mão fácil e de movimento livre com ótica integrada e proteção anti-vibração, a câmara não tem de ser mantida imóvel e calibrada.

A cabeça de câmara é aquecida pelo calor do corpo e pela eletricidade interna para evitar o embaciamento; produz imagens em tempo real de alta definição e muito alta resolução em apenas milissegundos com.

A varinha é muito pequena e leve. Está disponível um ficheiro STL de tamanho reduzido para processamento posterior.

O Bluescan-I não necessita de spray ou pó.

O Bluescan-I funciona de acordo com o princípio da visão estereoscópica ativa. As leituras orais são realizadas por um sistema de câmaras composto por duas câmaras, que registam imagens estereoscópicas para a medição tridimensional do objeto.

Fluxo de trabalho de impressão digital em FPD

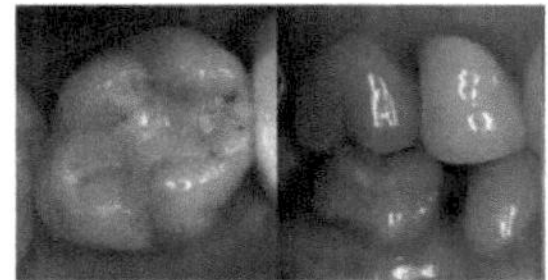

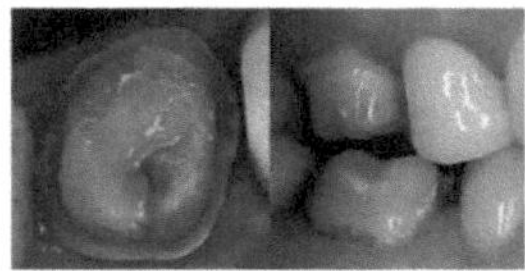

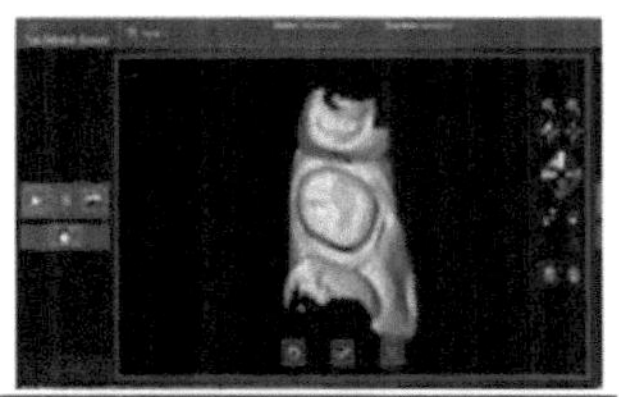

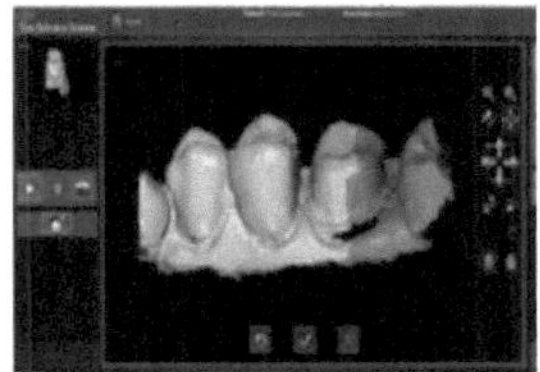

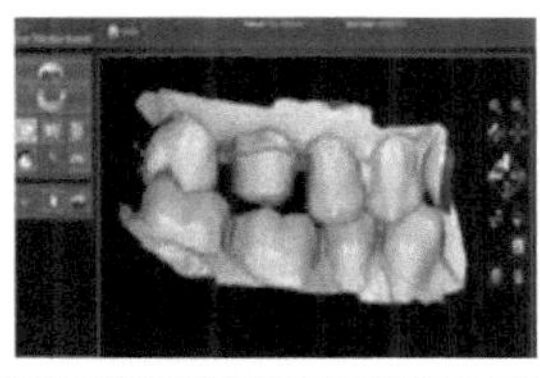

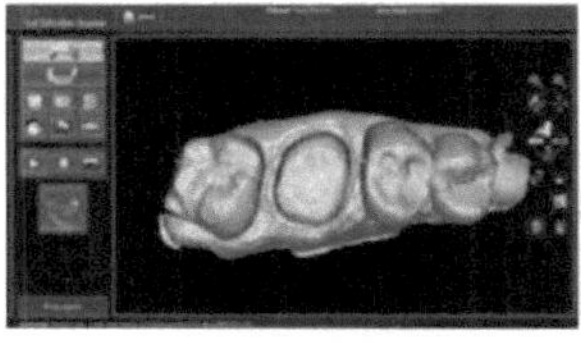

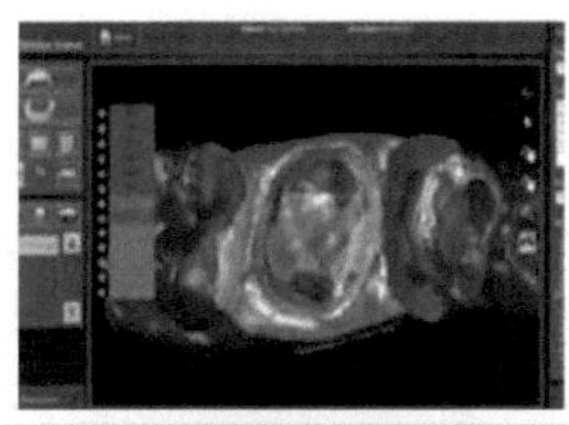

Quantitative occlusal clearance

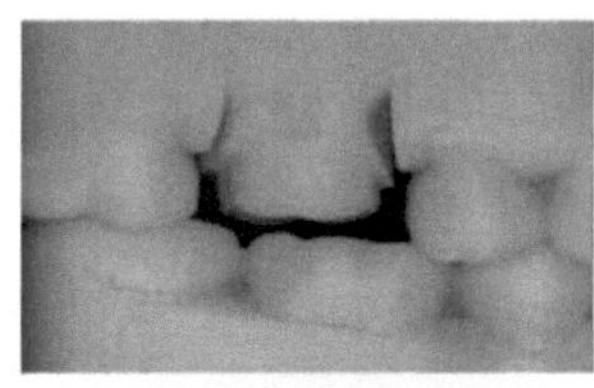

Stereolithography (SLA) cast

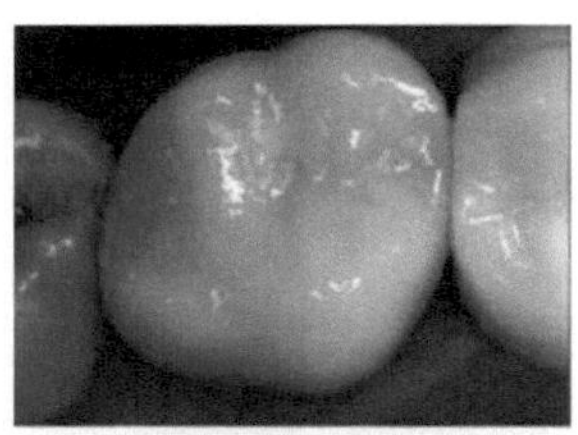

Lava DVS zirconia crown

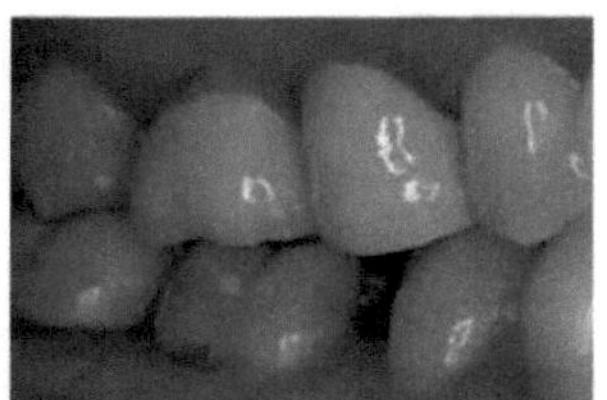

Facial view of crown

Procedimentos passo a passo para a conceção e fabrico digital de uma RPD utilizando a técnica RP

1. A impressão definitiva ou o molde definitivo é digitalizado num scanner de alta velocidade.

2. A informação digitalizada é exportada para preparação digital e levantamento do molde utilizando software CAD RPD disponível no mercado.

3. O molde virtual é preparado para o processo de levantamento. Uma haste direcional azul no centro do palato ajuda a determinar o caminho de inserção pretendido e é a ferramenta de levantamento virtual. O molde é então orientado para o caminho de inserção adequado.

4. O bloqueio do rebaixo é concluído de seguida. O bloqueio dos cortes inferiores indesejáveis e a localização dos cortes inferiores desejados estão concluídos.

5. A zona de relevo e as grelhas (ou malhas) de retenção são concebidas nesta fase.

6. O passo seguinte é a adição do conetor principal. Os conectores secundários são delineados com uma linha pontilhada azul ligada e posteriormente adicionados ao desenho.

7. Os fechos são acrescentados nesta fase, prolongando as linhas azuis pontilhadas até à forma e contorno desejados. A espessura, a largura e o contorno dos fechos podem ser corretamente concebidos para uma resistência adequada da estrutura.

8. As linhas de acabamento são colocadas virtualmente, seguindo-se a escultura e o contorno finais do enceramento digital da estrutura RPD.

9. A estrutura virtualmente concebida é então inspecionada quanto às linhas de acabamento internas, à espessura da moldura e preparada para impressão através da adição de barras de suporte de arco transversal.

10. O ficheiro é então enviado para a impressora para a criação de um padrão de cera ou resina.

11. O padrão impresso é então pulverizado para ser investido.

12. Os restantes procedimentos técnicos para as molduras digitais são os mesmos que para o processo de fabrico parcial convencional.

Após a prova da estrutura metálica digital, são utilizados métodos convencionais para fabricar a prótese dentária, o que inclui a preparação e o processamento dos dentes e o acrílico foi efectuado no molde obtido a partir da impressão definitiva. Após o processamento, o ajuste e o polimento, a prótese dentária completa é colocada e ajustada para garantir o conforto e a função.

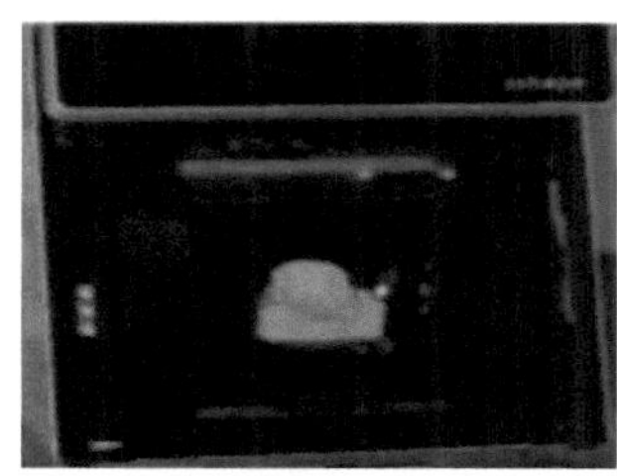

Definitive cast scanned in a high-speed scanner. (Courtesy of Dental Masters Laboratory.)

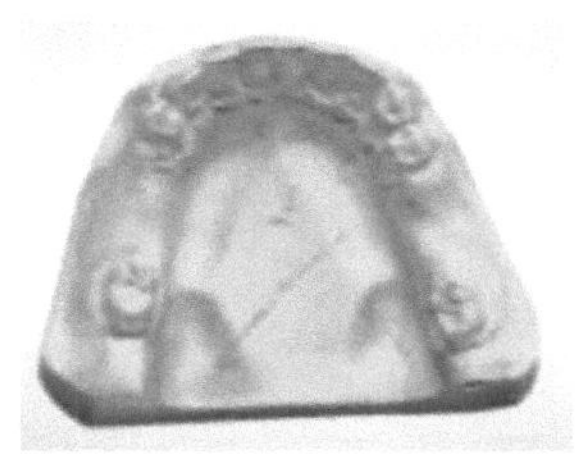

Determination of the desired path of insertion of the virtual cast

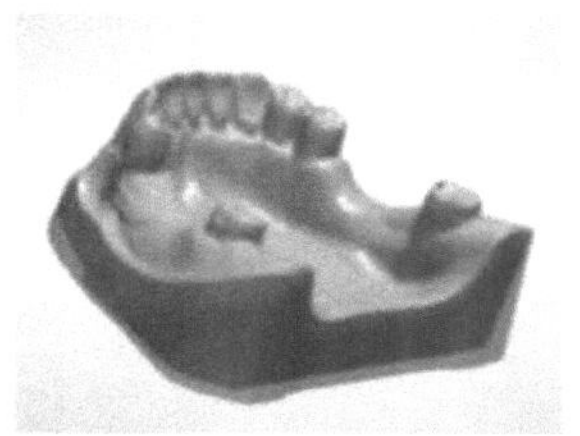

Blocking out of the undercuts

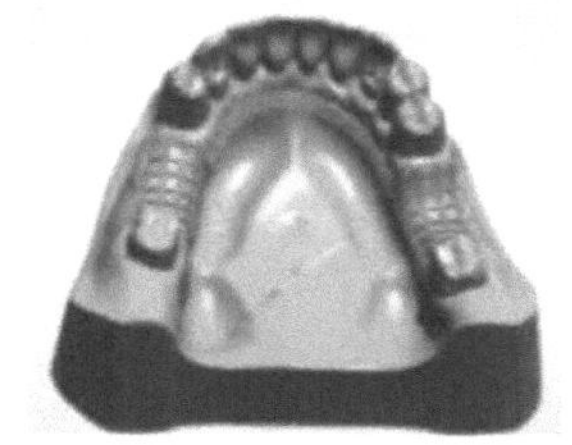

Addition of the major connector.

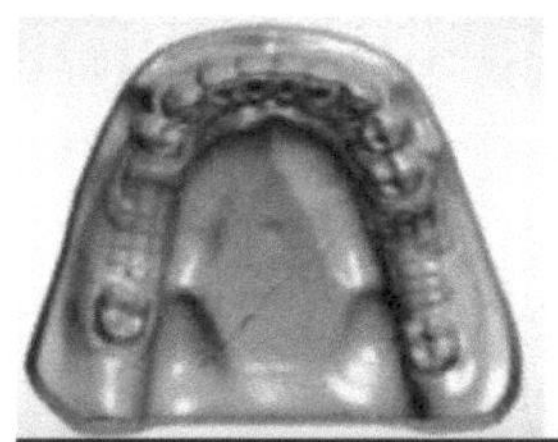

Design of the relief area and retention grids

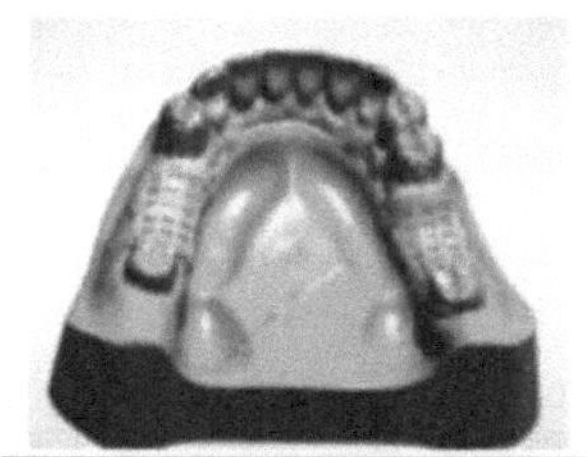

Outline of the minor connectors

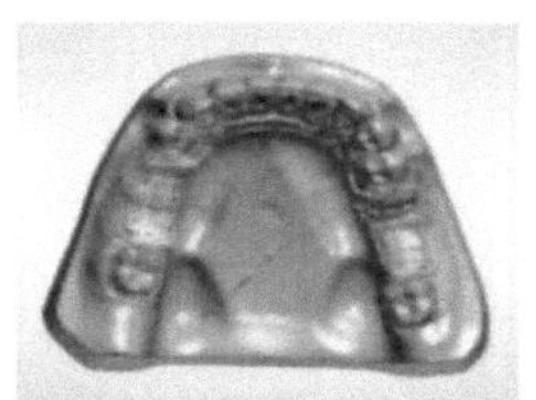

Addition of clasp to the design

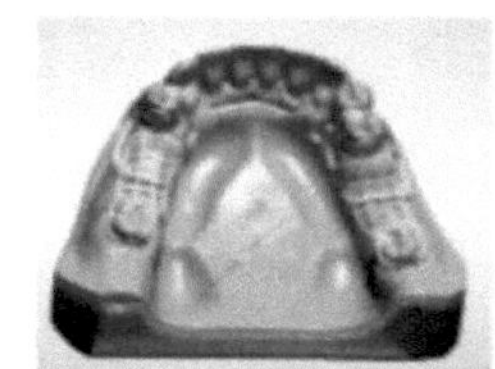

Virtual cast is inspected for internal finish lines

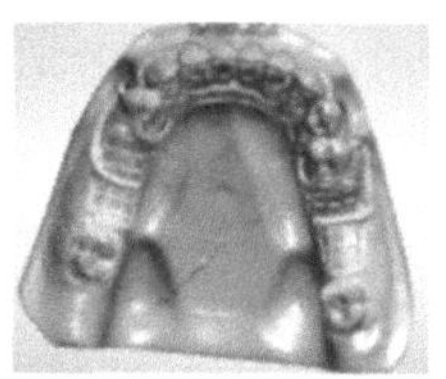

Placement of the finish lines followed by sculpting and contouring of the digital wax

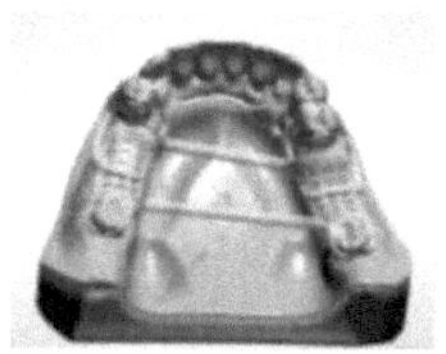

Addition of cross arch support bars

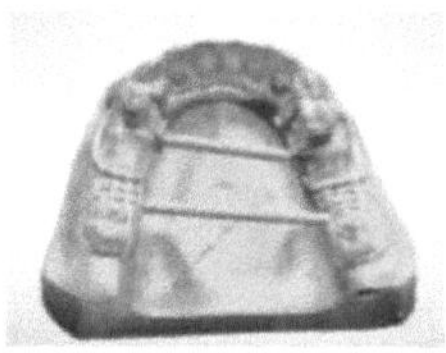

Virtual framework designed and ready for printing

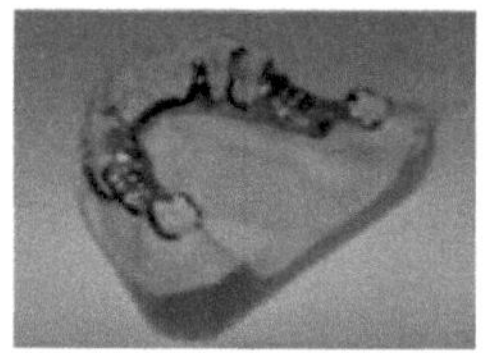

Polished RPD framework

Impressão digital em CompleteDenture

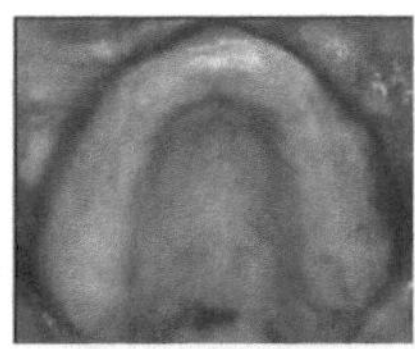

Occlusal view of the maxilla.

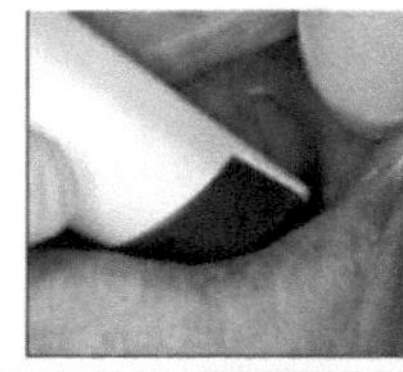

Finger retraction of cheeks to determine vestibular depth.

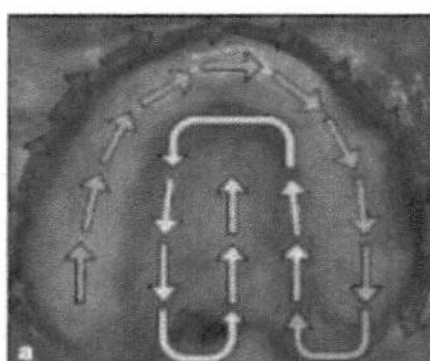

Suggested scanning pathway for maxillary arch.

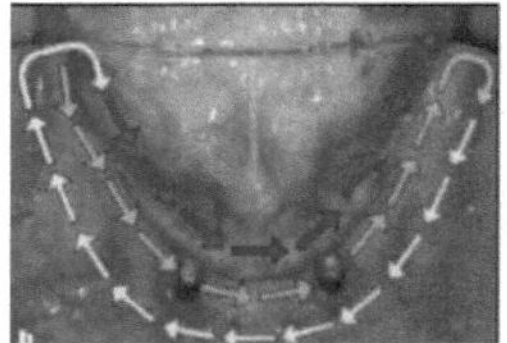

Suggested scanning pathway for mandibular arch.

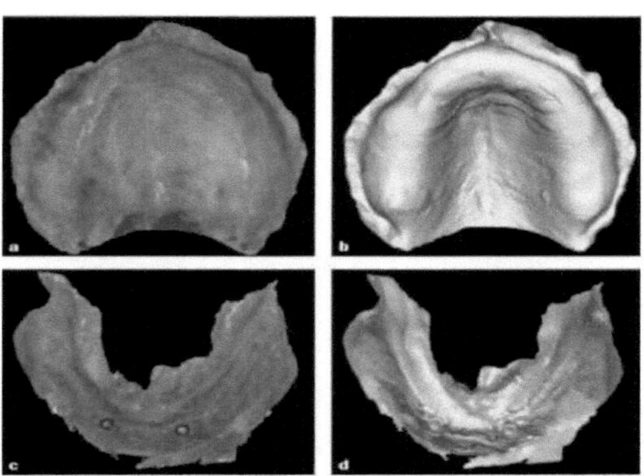

(a) Intraoral scan of maxillary arch in color. (b) Maxillary scan without color. (c) Scan of mandibular arch in color. (d) Mandibular scan without

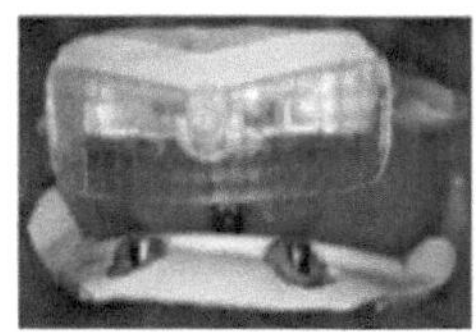

Gothic arch-tracing device

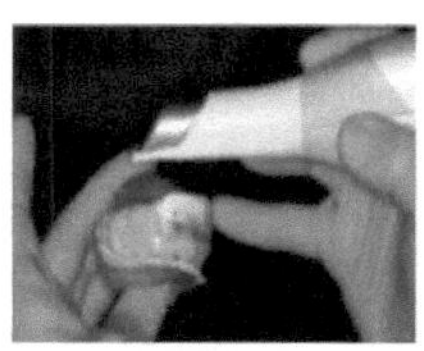

Intraoral scan of gothic arch-tracing device

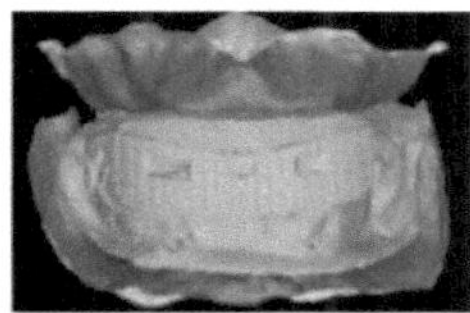

Digital mounting of intraoral impressions using interocclusal record.

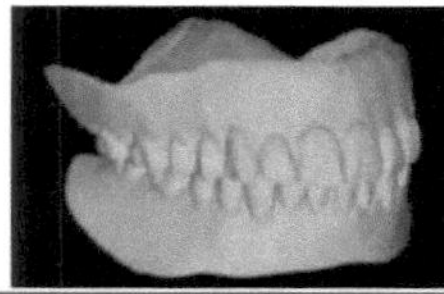

Intraoral scan of the patient's existing denture.

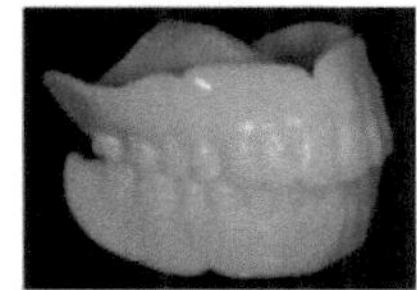

CAD/CAM esthetic try-in denture.

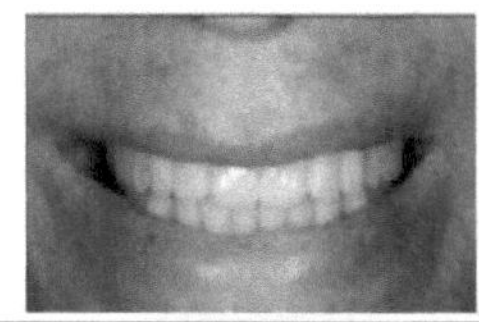

Esthetic try-in.

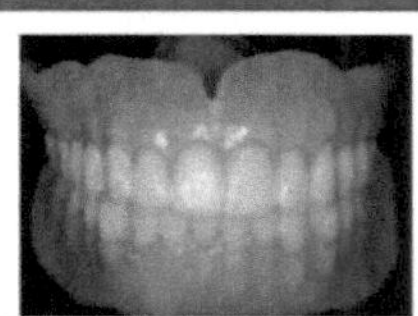

CAD/CAM–milled mono lithic definitive denture.

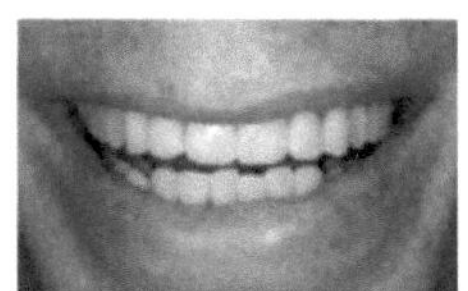

Patient's smile with new prostheses in situ.

Fluxo de trabalho de impressão digital em implantes

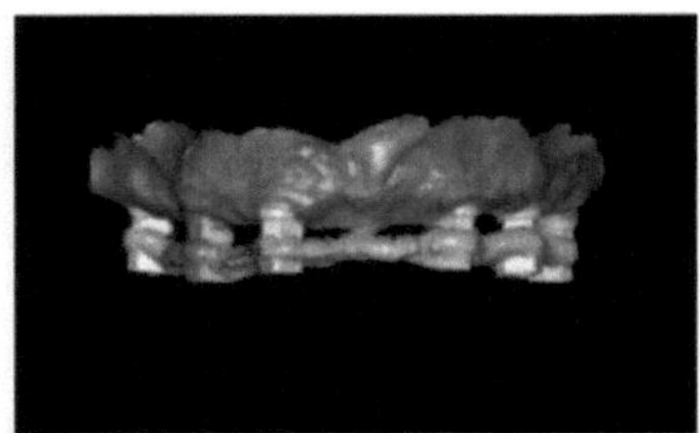

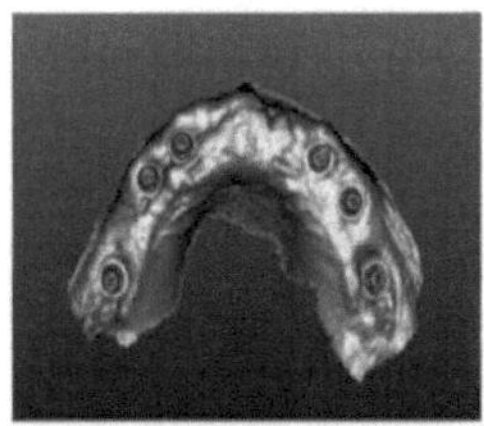

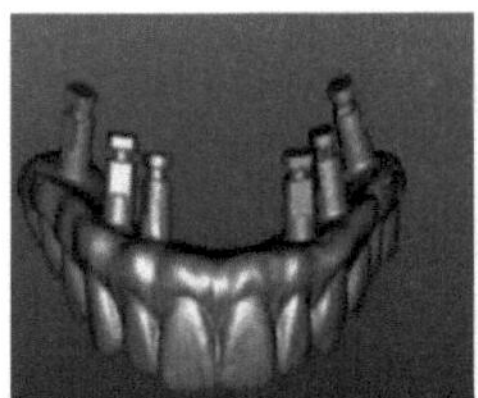

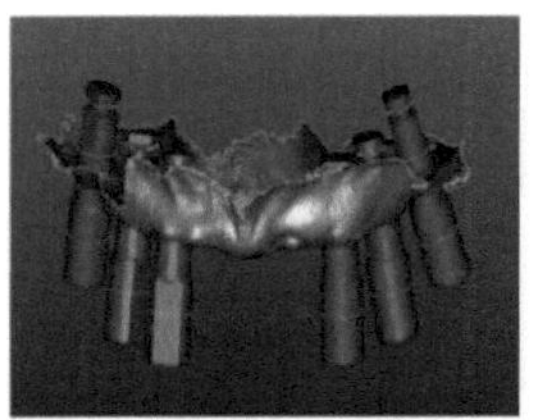

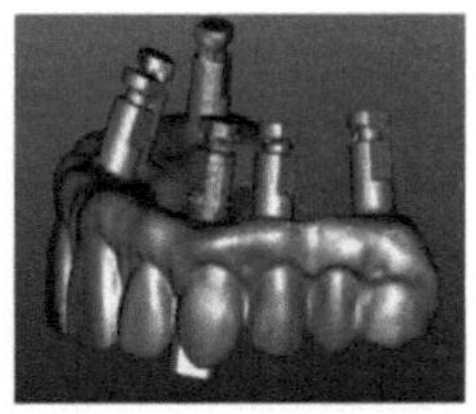

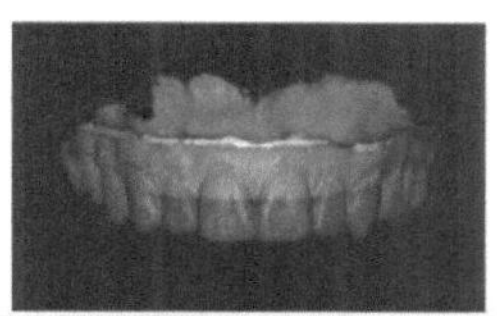

Virtual models of the framework and of the superstructure

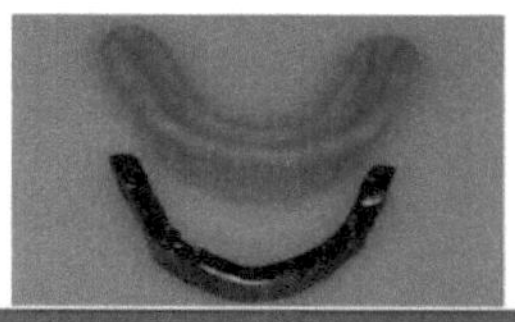

CAM output of the framework and of the suprastructure

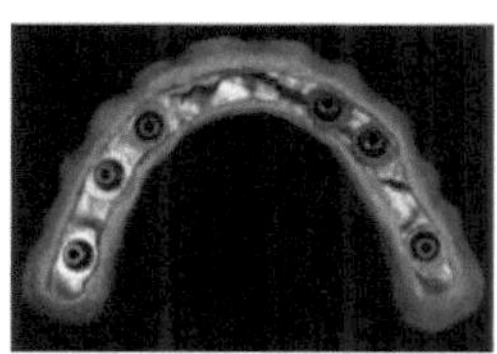

Prosthesis finalization in the laboratory

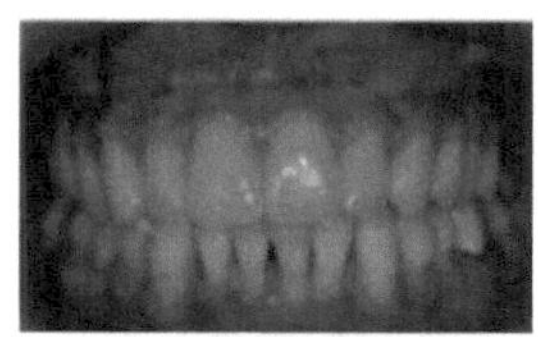

Definitive intraorally screw-retained restorations.

Padrão de digitalização auricular

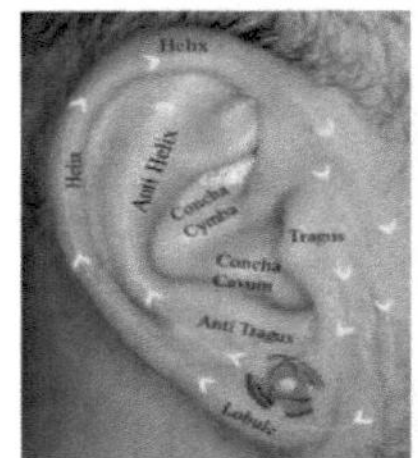

Digital scanning pattern of the ear.

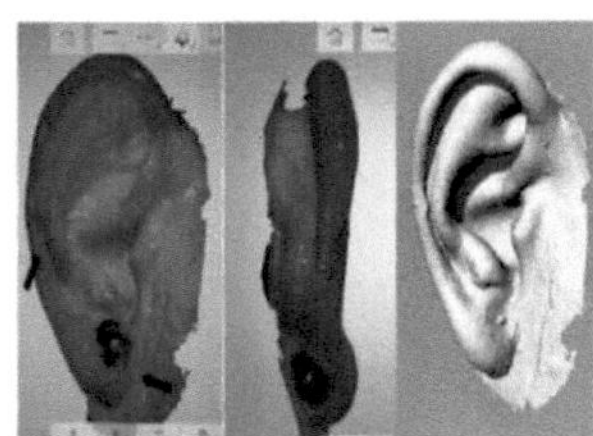

Scanned images of the front and back surfaces of the contralateral unaffected ear produced with direc tintraoral scanner (TRIOS3) using external markers placed on lobule and the helix

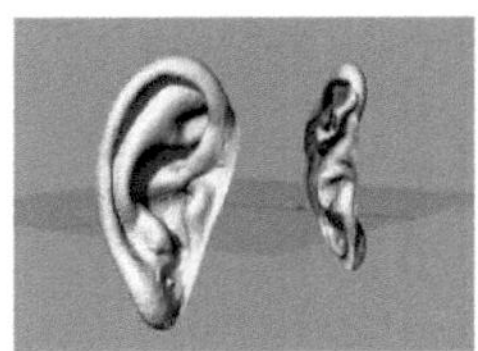

The scanned image is copied and mirrored into a 3D modeling Meshmixer software.

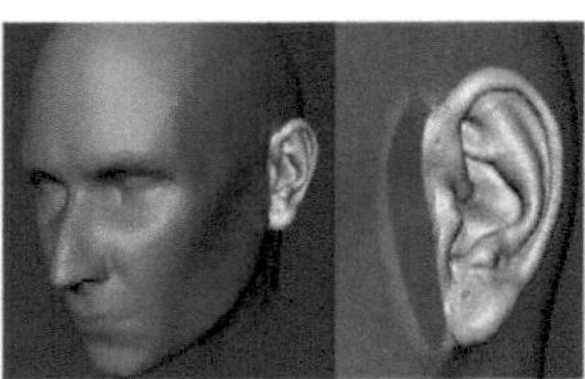

Digital representation of auricular prosthesis pattern positioned on a human model with missing ear with smooth margins merged with the surrounding area.

Fabrico de um obturador maxilar utilizando um scanner intra-oral

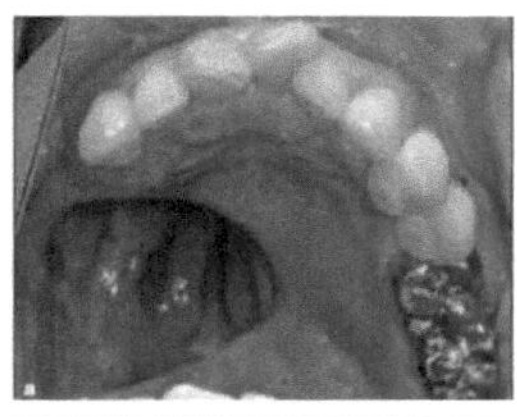

Intraoral photo before treatment

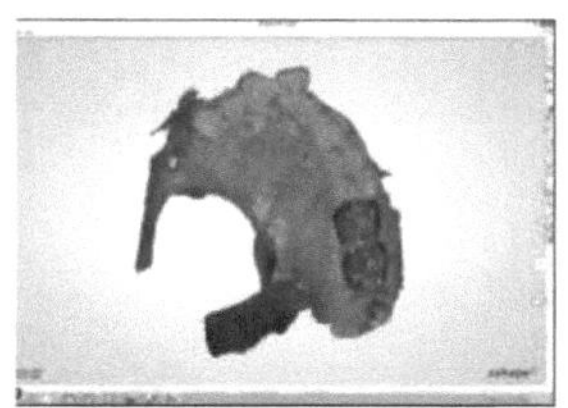

Digital Intraoral impression using intraoral scanner

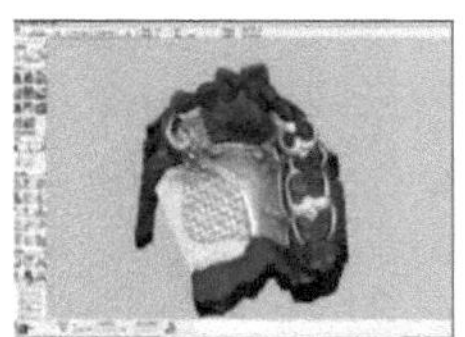

Fabrication of metal frame:

a) design of the metal frame

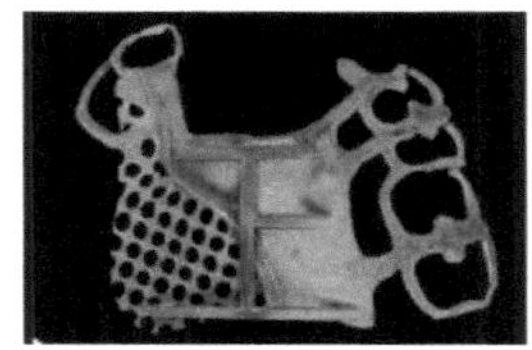

Printed resin pattern of the obturator

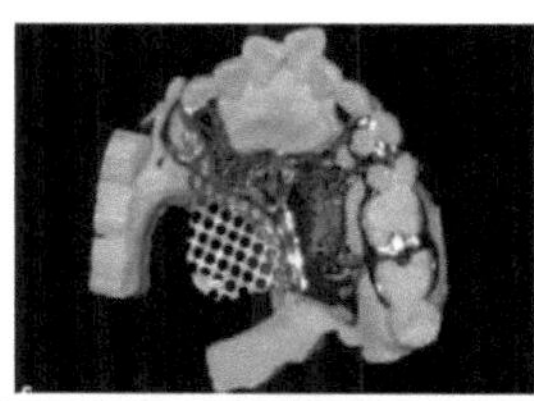

Finished metal framework on polyurethane model

Vantagens dos sistemas de digitalização intra-oral

Em comparação com a recolha de impressões convencional seguida do fabrico de um modelo de gesso, a digitalização intra-oral digital e a subsequente criação de um conjunto de dados digitais oferecem inúmeras vantagens. Estas vantagens são descritas de seguida.

Visualização em tempo real

A análise precoce da qualidade do modelo digital no monitor do computador pode ser efectuada durante ou imediatamente após o processo de digitalização. No entanto, com a moldagem convencional, os pormenores mais importantes só se tornam evidentes na fase do modelo de gesso.

Repetibilidade fácil

Se os resultados não forem de qualidade satisfatória, o procedimento de digitalização pode ser repetido rápida e facilmente. Não necessita de preparar uma moldeira de impressão ou de misturar novamente o material de impressão.

Repetibilidade selectiva

Ao contrário da recolha de impressões convencional, a repetição da digitalização pode ser seletivamente limitada apenas à área afetada (por exemplo, no caso de hemorragia na margem do preparo). Para este efeito, a área afetada é simplesmente cortada digitalmente e novamente digitalizada.

Captura selectiva das áreas relevantes

Com um scanner, as áreas críticas podem ser registadas primeiro. Isto significa que, no caso de reabilitações extensas de toda a boca, é possível proceder segmento a segmento ao longo de várias sessões de tratamento.

Não precisa de desinfetar e limpar as impressões dentárias e as moldeiras

Os scanners intra-orais podem ser facilmente desinfectados e as pontas de scanner usadas são por vezes autoclaváveis. Uma alternativa frequentemente utilizada são as mangas protectoras de plástico descartáveis, que deixam de ser necessárias após a conclusão do procedimento de digitalização. Desta forma, elimina-se a demorada etapa de trabalho de limpeza e desinfeção das moldeiras.

Preparação/restauração de opções de análise

Com os modelos digitais, os parâmetros importantes do preparo, como o caminho de inserção ou a distância do respetivo dente antagonista, podem ser monitorizados diretamente no ecrã do computador. Da mesma forma, os parâmetros de restauração (por exemplo, a espessura da parede do mini- mum ou um desenho de restauração morfológica e funcionalmente adequado) podem ser verificados no modelo digital.

Não há desgaste do modelo

Um modelo digital não está sujeito ao desgaste que ocorre quando verifica o ajuste de uma restauração num modelo físico. Um modelo digital está sempre disponível com a mesma qualidade original.

COMUNICAÇÃO e disponibilidade rápidas

O processamento posterior dos modelos digitais pode ser efectuado sem grandes perdas de tempo. A transferência de dados digitais através de sistemas baseados na nuvem permite-lhe poupar nos custos de transporte.

Arquivabilidade

Ao contrário dos modelos fabricados convencionalmente, os modelos digitais podem ser arquivados de forma mais simples e eficiente, uma vez que se poupa mais espaço. Além disso, são facilmente recuperáveis acedendo ao ficheiro do registo dentário do paciente.

UTILIZAÇÃO económica dos materiais

A recolha de impressões digitais evita a produção de resíduos e é, por isso, vantajosa em termos de sustentabilidade e conservação de recursos.

<u>**Opção de cadeira de rodas**</u>

Para além de poupar tempo, o tratamento dentário de visita única oferece outras vantagens, tais como o selamento imediato e impermeável a bactérias da ferida dentinária e a estabilização adesiva da substância dentária dura residual. Uma outra vantagem é o facto de a ligação adesiva não ser comprometida pela influência do cimento provisório.

<u>**Ferramenta de recorte VIRTUAL**</u>

Para além da possibilidade de voltar a digitalizar para cobrir seletivamente áreas defeituosas, a ferramenta de corte virtual pode ser utilizada para realizar uma digitalização geral antes do início do tratamento. Isto significa que durante a sessão de tratamento para preparação, apenas os dentes afectados precisam de ser digitalizados.

<u>**Acompanhamento virtual**</u>

Os modelos digitais podem ser utilizados para visualizar inúmeras análises intra-orais de alterações como a migração dentária, a inclinação dentária, a rotação dentária, a recessão e a abrasão, ao contrário dos modelos convencionais. Para este efeito, é suficiente efetuar uma comparação tridimensional (3D) entre os achados clínicos iniciais e os exames intra-orais subsequentes com a ajuda de uma ferramenta de software especial.

<u>**Representação de CORES REAIS**</u>

Alguns sistemas de digitalização intra-oral produzem atualmente modelos a cores reais, o que permite melhorar a captura de elementos como as estruturas dentárias e a textura gengival. Isto permite, por exemplo, a análise das alterações de cor nos dentes e na gengiva, o que não é possível com um modelo de gesso. Alguns sistemas também permitem medições selectivas da cor dos dentes.

Um conjunto de dados digitais pode ser ligado a outros conjuntos de dados, como uma digitalização facial ou imagens de radiografia 3D (tomografia computorizada [CT] ou tomografia computorizada de feixe cónico [CBCT]). Isto permite uma gama adicional, mais extensa e particularmente abrangente de possibilidades de diagnóstico e tratamento.

Desvantagens dos sistemas de digitalização intra-oral

Apesar dos numerosos benefícios da recolha de impressões digitais com scanners intra-orais, existem algumas limitações da digitalização intra-oral com a subsequente geração de um conjunto de dados de modelo digital. Estas limitações são descritas a seguir.

CURVA DE aprendizagem

A recolha de impressões ópticas não é simples de executar para principiantes, uma vez que a medição correcta requer a adesão a trajectórias de varrimento complexas. A recolha de impressões ópticas requer um certo tempo de familiarização; a curva de aprendizagem é inicialmente extremamente plana.[8] No entanto, com a ajuda dos chamados procedimentos de digitalização guiada, o utilizador é instruído passo a passo durante a digitalização sobre como orientar o scanner intra-oral sobre a arcada dentária. Os procedimentos de digitalização guiada facilitam a execução do procedimento

Restaurações de implantes

Para a determinação exacta da posição do implante, é necessário um corpo de scanner adicional específico para o implante, para a tomada de impressões digitais com scanners intra-orais. Este corpo de digitalização deve estar disponível para o sistema de implante correspondente e deve também ser compatível com o software CAD que está a ser utilizado. No entanto, recentemente, um número crescente de fabricantes de câmaras intra-orais 3D tem vindo a oferecer a possibilidade de restaurações digitais de implantes em cooperação com os respectivos fabricantes de implantes.

OCLUSÃO estática e dinâmica

Não é possível alterar a oclusão numa fase posterior com alguns sistemas de digitalização intra-oral. No caso de reabilitações extensas, são atingidos os limites de exequibilidade no que respeita à perda de suporte oclusal. Além disso, muitos sistemas não permitem a simulação de uma oclusão dinâmica. Durante os últimos meses, no entanto, um método para a integração da articulação dinâmica usando um articulador virtual de valor médio tornou-se disponível pela primeira vez. [10] Outras possibilidades incluem a integração de parâmetros de articulação individuais e a alteração digital da oclusão através do ajuste do pino de suporte.

Taxas de digitalização e sistemas fechados

Em alguns sistemas, o utilizador tem de pagar taxas de digitalização para realizar uma digitalização digital. Em muitos casos, os dados de digitalização serão então enviados para sistemas de armazenamento baseados na nuvem, propriedade da empresa; como os dados estão num formato de ficheiro codificado, este é um sistema fechado. Uma exportação aberta de dados em linguagem de triangulação padrão (STL) para processamento posterior utilizando qualquer software CAD é frequentemente, se é que é possível, apenas após a exportação do ficheiro a partir desta plataforma. Recentemente, um número crescente de fabricantes tem vindo a oferecer o que se designa por sistemas abertos, ou seja, scanners intra-orais que permitem a exportação direta de ficheiros STL

Custo

Os sistemas de digitalização intra-oral continuam a ser dispendiosos. Os preços actuais significam que a relação custo-benefício ainda não é viável para muitos utilizadores. No entanto, espera-se que os preços dos scanners intra-orais baixem num futuro próximo devido ao número crescente de fabricantes no mercado.

Percursos de digitalização

Para além dos diferentes modos técnicos de funcionamento dos vários scanners, uma trajetória de varrimento correcta é decisiva para resultados de varrimento bem sucedidos no estado atual da tecnologia. Diversas análises científicas demonstram a influência da trajetória de varrimento na precisão da captação de dados, tanto *in vitro* como *in vivo*. A trajetória de varrimento significa que o scanner intra-oral deve ser movido de acordo com um padrão de movimento específico, de modo a obter a maior precisão possível do modelo virtual. Isto destina-se a garantir que as imagens individuais geradas pelo sistema ótico são sobrepostas com precisão suficiente. Especialmente para a captação de grandes áreas, tais como quadrantes e imagens de mandíbulas completas, deve ser gerado um volume de dados suficiente, não só na direção mesiodistal, mas também através da adição de imagens laterais para completar o percurso de varrimento e, acima de tudo, para o fechar novamente, atravessando a superfície oclusal e regressando ao ponto de partida do movimento de varrimento. Isto, por sua vez, requer estratégias específicas e dependentes do sistema. . Em vez de confiar apenas nas especificações técnicas, é também importante que os utilizadores experimentem por si próprios os sistemas de digitalização em que estão interessados

Características de manipulação entre a impressão digital e a convencional[111]

Em comparação com uma impressão convencional, a digitalização intra-oral digital pode poupar tempo e passos aos dentistas e técnicos. Os passos eliminados no consultório dentário incluem a seleção da moldeira, a distribuição do material, a colocação do material, a desinfeção do material e a embalagem e envio da impressão. Os passos eliminados no laboratório incluem o vazamento de gesso, o corte de moldes, o corte, a articulação e a digitalização extra-oral. Lee e Galluci23 efectuaram um estudo para avaliar a eficiência, a dificuldade e a preferência do operador de uma impressão digital intra-oral (iTero) e compararam-na com uma impressão convencional para restaurações de implantes unitários. Os resultados indicaram que o tempo médio total de tratamento foi de 12'29" para as impressões digitais e 24'42" para as convencionais; o tempo médio de nova digitalização/recuperação foi de 1'40" para as impressões digitais e 6'58" para as convencionais. Embora o número total de reanalisações da moldagem digital tenha sido superior ao da moldagem convencional, este estudo piloto chegou à conclusão de que existia uma diferença significativa no tempo de operação entre estes dois métodos de moldagem. Foi pedido aos participantes que respondessem a uma escala visual analógica (EVA) e a questionários de escolha múltipla para avaliar as suas percepções de dificuldade, preferência e proficiência para ambas as técnicas de moldagem. Os resultados mostraram que o grau de dificuldade foi mais baixo para a moldagem digital do que para a moldagem convencional. As técnicas de moldagem digital foram mais aceitáveis e mais fáceis de compreender. O estudo mostrou que a moldagem digital representou uma superioridade notável em termos de eficiência em relação às moldagens convencionais e que a moldagem digital demorou menos tempo a ser reanalisada, apesar de ser necessário um maior volume. Esta diferença deveu-se principalmente ao facto de, na moldagem digital, apenas as áreas em falta e inaceitáveis terem sido novamente digitalizadas, ao passo que, na moldagem convencional, toda a arcada teve de ser refeita. Esta diferença pode também afetar a perceção de preferência e proficiência dos participantes.

Precisão e repetibilidade da impressão digital intra-oral[112]

Precisão entre a impressão digital e a convencional:

A adequação marginal e interna são critérios importantes para o sucesso de FDPs como restaurações de cerâmica. Um elevado nível de precisão de impressão é importante para ajudar no fabrico de uma restauração precisa. Syrek et al realizaram uma experiência in vivo para comparar a adequação de coroas unitárias de zircónia produzidas a partir de uma impressão digital intra-oral com a de uma impressão de silicone convencional. Foram medidas quatro superfícies (mesial, distal, vestibular e lingual) por dente. Os espaços marginais medianos no grupo de impressão digital foram de 50 μm para mesial, 55 μm para distal, 53 μm para vestibular e 51 μm para lingual. No grupo de impressão convencional, os espaços foram de 69 μm para mesial, 70 μm para distal, 74 μm para vestibular e 67 μm para lingual. As lacunas marginais gerais dos grupos de impressão digital e convencional foram de 49 μm e 71 μm, respetivamente. O estudo concluiu que as coroas de cerâmica fabricadas a partir de uma impressão digital tinham um melhor ajuste do que as impressões convencionais. Também revelou um melhor contacto interproximal para o grupo digital do que para o grupo convencional. As coroas totalmente em cerâmica fabricadas a partir de impressões digitais demonstraram espaços marginais mais estreitos do que as coroas fabricadas a partir de impressões convencionais. Este resultado foi explicado principalmente pela diferença de procedimento de trabalho: no grupo convencional, foram feitas impressões de silicone e modelos de gesso, enquanto no grupo digital, as coroas foram concebidas e fabricadas diretamente a partir dos dados de digitalização sem necessidade de fabricar um modelo intermédio. Além disso, a realização de impressões de silicone e modelos de gesso poderia gerar erros inevitáveis de deformação

Por conseguinte, as coroas produzidas a partir da impressão digital podem atingir um nível de precisão mais elevado. Ender e Mehl realizaram uma experiência in vitro com digitalização de arcada completa para avaliar a precisão das impressões convencionais e digitais, e determinaram os valores de 30,9 μm para o CEREC Bluecam, 60,1 μm para o Lava C.O.S. e 61,3 μm para uma impressão convencional. Os autores concluíram que a exatidão das impressões digitais era semelhante à das impressões convencionais, potencialmente devido a uma pulverização de revestimento em pó, que foi aplicada antes da digitalização Lava C.O.S. e CEREC. Mesmo que os programas dentro dos scanners fossem capazes de ter em conta a pulverização do pó no algoritmo, a espessura do pó ainda variava devido aos diferentes dentistas, reduzindo a precisão da digitalização

Repetibilidade entre impressões digitais e convencionais[113]

A qualidade da repetibilidade reflecte, em certa medida, a estabilidade e a autenticidade de um dispositivo de digitalização. A digitalização digital intra-oral é efectuada num processo em que o scanner é segurado por um clínico e não fixado numa plataforma. A repetibilidade da impressão digital deve atingir um nível satisfatório para melhorar a qualidade da impressão. Várias publicações relataram a investigação da repetibilidade da impressão digital através de digitalizações repetidas. Um estudo in vitro efectuado por Stimmel Mayretal avaliou a reprodutibilidade dos corpos de prova dos implantes através de um exame intra-oral direto num modelo de polímero original e de um exame extra-oral indireto num modelo de gesso. Os resultados mostraram que as discrepâncias médias dos corpos de controlo entre os controlos repetidos foram de 39 µm para o grupo intra-oral (modelo original) e de 11 µm para o grupo extra-oral (modelo de gesso). O erro sistemático dos modelos de controlo foi de 13 µm para o polímero original e de 5 µm para o modelo de gesso. Os autores concluíram que a reprodutibilidade da digitalização extra-oral era melhor do que a da digitalização intra-oral. Numa experiência in vitro, Del Corso et al verificaram que o valor do erro de polarização do sistema de captação ótica intra-oral era de 14 a 21 µm. Mehl et al relataram um erro sistemático de 20 µm ou menos na digitalização extra-oral em moldes de gesso. Estes dados indicam que tanto a digitalização ótica intra-oral como a extra-oral podem proporcionar uma precisão decente. A operação manipulativa pode ser a principal causa da maior discrepância da digitalização intra-oral do que da digitalização extra-oral. Um movimento espacial imprevisível do scanner por parte do operador daria origem a uma alteração do sistema de coordenadas e afectaria o ajuste digital das imagens, reduzindo consequentemente a precisão da digitalização. Pelo contrário, uma digitalização extra-oral poderia manter uma elevada consistência em várias digitalizações com um modelo de gesso fixado numa plataforma de digitalização. Além disso, a pulverização de pó pode ser um fator que torna a digitalização intra-oral menos precisa. Por conseguinte, os dispositivos de digitalização que dispensam a pulverização de pó são desejáveis para melhorar o desempenho dos dispositivos de moldagem digital intra-orais.

SCANNERS EXTRA-ORAIS

Foram concebidos vários scanners 3D extra-orais para captar imagens 3D de impressões e moldes físicos para a aquisição de modelos de estudo digitais. A tecnologia de digitalização utiliza um feixe laser não destrutivo e várias câmaras digitais para reproduzir imagens de alta resolução das superfícies do alvo.[114]

As impressões, modelos ou registos de mordidas são posicionados dentro de uma plataforma de câmara que é automaticamente rodada e inclinada durante a digitalização, assegurando uma cobertura completa de múltiplos ângulos da geometria do modelo. A luz laser é projectada no objeto e as câmaras adquirem a sua imagem espelhada a partir da superfície[115] .

Existem dois tipos principais de scanners 3D de secretária[116] :

Scanners 3D de secretária de estrutura fechada:

Este scanner tem a forma de uma caixa. A câmara do scanner encontra-se no interior da caixa, que está ligada a um computador, e o utilizador coloca o objeto que pretende digitalizar na caixa. O ambiente, como a luz e a localização do objeto, pode ser controlado.

A utilização ideal dos scanners 3D de secretária de estrutura fechada é a joalharia ou a medicina dentária, onde é necessária uma elevada resolução de digitalização.

Scanners 3D de secretária de estrutura aberta:

Este scanner 3D é mais flexível em termos de área de digitalização do que o scanner 3D de secretária, mas normalmente deve estar numa sala com iluminação constante e não muito forte. Em muitos casos, os scanners 3D de secretária são compostos por um projetor de luz ou câmaras montadas num tripé para maior estabilidade e precisão. Para pegar o objeto em várias posições, os scanners 3D de secretária têm um prato giratório. Durante o processo de digitalização 3D, a mesa giratória roda enquanto o scanner 3D permanece numa posição fixa, o que permite digitalizar toda a superfície do objeto a partir de todos os ângulos. A rotação da mesa giratória é operada automaticamente pelo software do scanner 3D

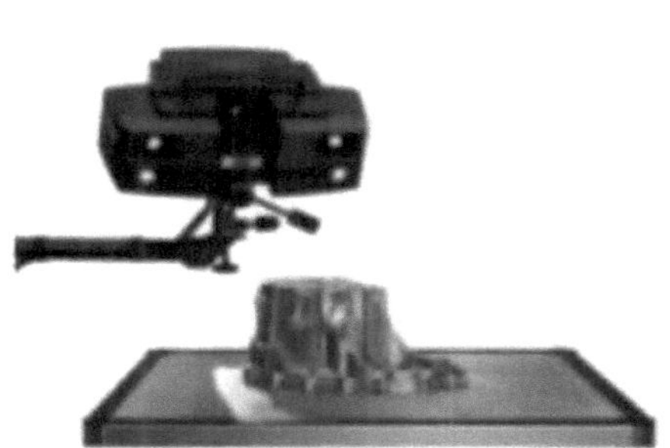

Scanners 3D de secretária de estrutura aberta (ATOS Triple Scan 16M, GOM, ALEMANHA)

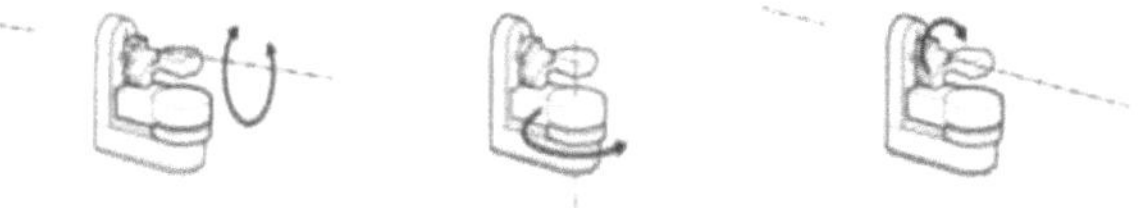

Rotação do prato giratório

Estes scanners 3D de secretária utilizam normalmente as tecnologias de digitalização 3D de luz estruturada ou de triangulação. São normalmente utilizados para aplicações médicas (dentárias, aparelhos auditivos), engenharia inversa, entretenimento, joalharia ou aplicações de prototipagem. Os preços dos scanners 3D de secretária variam entre as centenas de euros para máquinas de nível básico e as dezenas de milhares de euros para scanners 3D avançados de nível profissional. Os dados provenientes dos scanners laser portáteis e dos scanners 3D de secretária são recolhidos num computador e registados como pontos de dados no espaço tridimensional, que, com o processamento, podem ser convertidos numa malha triangulada e, em seguida, num modelo de desenho assistido por computador

Após a conclusão da digitalização, é criado um modelo estereolitográfico renderizado e os modelos de gesso, impressões e registo de mordida podem ser descartados, eliminando a necessidade de armazenamento. O Ortho Insight 3D™ (Motion View Software, LLC, Chattanooga TN) foi introduzido em 2012, oferecendo uma digitalização robótica de alta resolução com uma precisão de 40-200 microns.

O scanner laser automatizado foi concebido para captar impressões de arcada completa, modelos de gesso e registos de mordida, e criar modelos digitais 3D. Uma única digitalização do molde e a reconstrução do modelo virtual podem ser concluídas em cerca de 5 a 7 minutos.

O software Ortho Insight 3D™ oferece armazenamento digital dos registos do paciente, análise do molde e funcionalidades de planeamento do tratamento. O software também permite medições e funções automatizadas, tais como identificação de pontos de referência, análise do comprimento do arco, segmentação de dentes e avaliação da oclusão. Os módulos de software opcionais incluem a colagem indireta e a cefalometria.

A empresa 3Shape (Copenhaga, Dinamarca) oferece três scanners 3D de secretária com a capacidade de digitalizar modelos de gesso e impressões com diferentes resoluções e velocidades. As séries R500 e R700 utilizam tecnologia laser de luz vermelha com duas câmaras digitais de 1,3 megapixéis que garantem uma precisão de 20 microns.

O tempo de digitalização da série R500 anunciado é de 2 minutos e 20 segundos para um modelo de gesso e de 6 minutos e 40 segundos para uma impressão.

O tempo de digitalização anunciado da série R700 é de 1 minuto e 30 segundos para um modelo de gesso e 7 minutos para uma impressão, o que torna o scanner adequado para consultórios e laboratórios de média dimensão.

O scanner da série 3Shape R900 utiliza tecnologia laser LED azul e emprega quatro câmaras de 5 megapixéis que garantem uma precisão de digitalização de 15 mícrons com textura a cores.

O tempo de digitalização anunciado para o R900 é de 1 minuto e 20 segundos para um modelo de gesso e de 2 minutos e 10 segundos para uma impressão, o que torna o scanner adequado para laboratórios de grande dimensão, de elevado volume e orientados para a produtividade.

O Ortho Analyzer™[117] é o pacote de software de imagiologia e modelos digitais 3Shape que inclui aplicações de esculpir e rebase com controlo de colisão, simulação de movimentos dentários, sobreposição de modelos de estudo com fotografias ou dados DICOM provenientes de scanners CBCT e fabrico digital de aparelhos ou restaurações dentárias.

Maestro 3D (AGE Solutions, Piza, Itália)[118] é outro dispositivo de digitalização de secretária que permite a conversão digital e o armazenamento de modelos físicos e impressões. O sistema de digitalização tem um projetor LED com duas câmaras digitais que captam digitalizações com uma resolução de 0,07 mm e uma precisão de 10 microns.

O scanner extra-oral Maestro 3D é fornecido com vários módulos: O software Easy Dental Scan para inspeção e edição; o software Ortho Studio para medições de dentes, arcos, sobressaliência e sobremordida, secções transversais e inspeção da oclusão; o módulo Virtual Setup para movimentação de dentes, avaliação de distâncias e colisões, gestão de attachments, modelação e exportação para impressão 3D. Até à data, a precisão dos scanners de modelos 3D foi verificada em vários artigos na literatura. Um estudo recente avaliou a precisão das digitalizações de modelos de gesso Ortho Insight 3D™ para avaliar

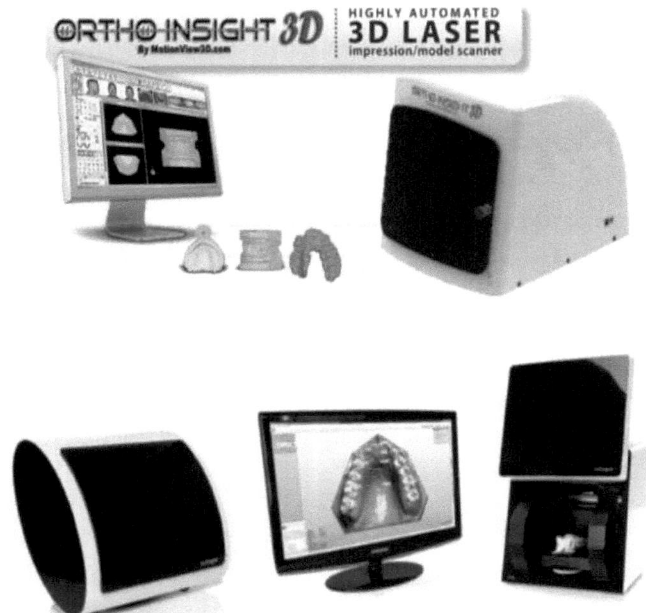

O scanner de modelos de secretária Motion View 3D

Digitalização de impressões[119] :

Remova o excesso de material de impressão para que o scanner se possa aproximar para efetuar a digitalização.

Retire o suporte que não é utilizado para digitalizar as impressões.

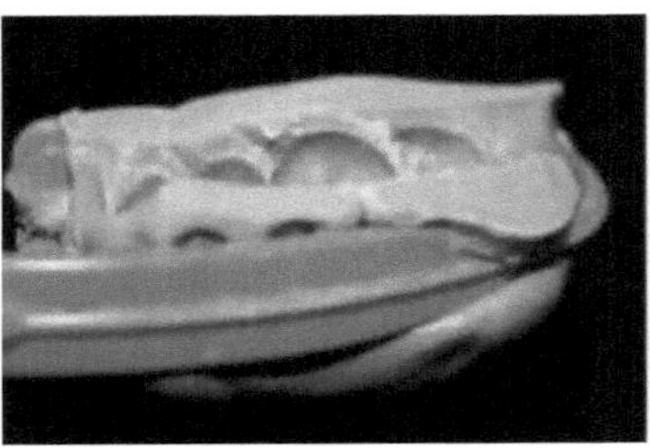

Quando digitalizar a impressão, certifique-se de que a ponta do scanner está a apontar para a distal, para que a orientação do modelo seja correcta.

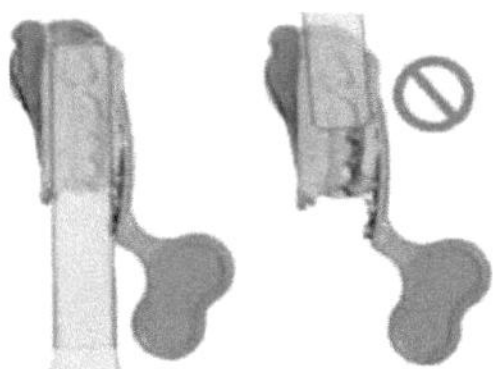

Devido à natureza das impressões, o posicionamento normal do scanner pode não ser capaz de captar todas as paredes da impressão. Pode também inclinar o scanner para cima ou para baixo para obter o ponto de vista necessário.

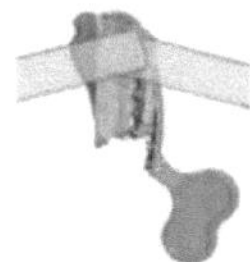

Orientação - A posição do modelo selecionado para a Autogenesis propor a nova restauração. A Autogenesis, por sua vez, utiliza esta posição definida como ponto de partida para a altura das cúspides e cristas marginais com base nos dentes adjacentes.

A primeira varredura determina o posicionamento inicial do modelo.

A orientação afecta dois aspectos principais

• Design - A orientação desempenha um papel importante na Autogénese e na determinação do alinhamento da anatomia com os dentes adjacentes.

• Fresagem - A trajetória de inserção determina a orientação necessária para a fresagem. Para que uma restauração seja fresada corretamente, a margem e as paredes axiais devem ser visíveis a partir da vista oclusal.

Digitalização do modelo:

Se acidentalmente digitalizar um modelo ou impressão ao contrário (com a varinha a apontar para a mesial). Apenas o modelo de preparação pode ser invertido. Se digitalizar um clone, uma mordida bucal, um registo de mordida ou um modelo oposto ao contrário, estes têm de ser novamente digitalizados.

Quando o separador Margem é selecionado, a Orientação é automaticamente activada. O modelo é apresentado com um sombreado cor-de-rosa e o círculo de orientação. O sombreado cor-de-rosa representa as áreas de corte inferior. Este sombreado é útil para avaliar a preparação para possíveis problemas de rebaixamento.

Quando a Orientação está ativa, o modelo é rodado utilizando o botão esquerdo do rato.

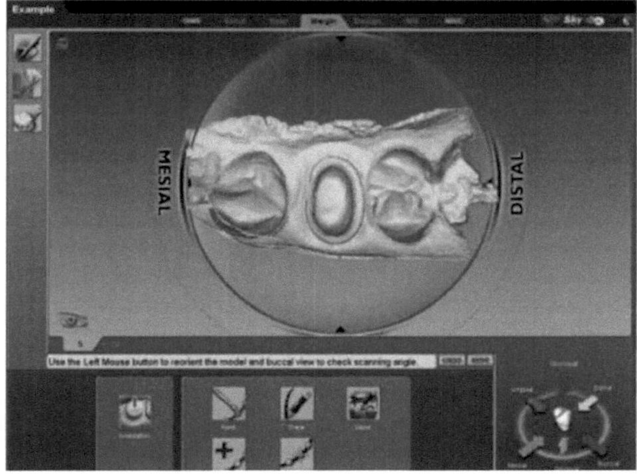

Em Orientation (Orientação), o modelo é apresentado com um gráfico circular que rotula as superfícies mesial, distal, vestibular e lingual. Diminua o zoom para ver as etiquetas vestibular e lingual, se desejar.

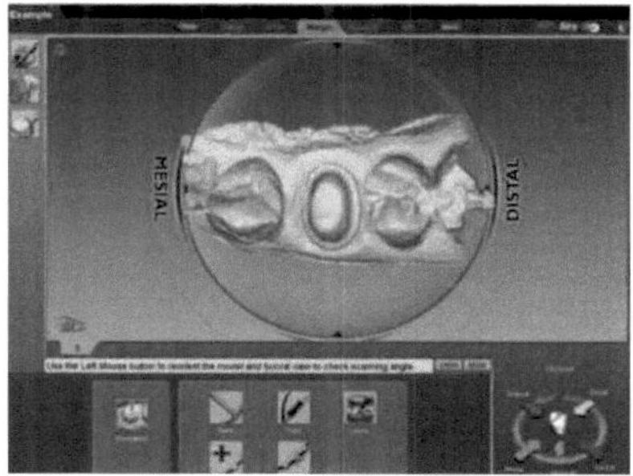

O modelo também deve ser avaliado a partir dos lados. Clique nas setas em View Controls para visualizar a superfície desejada.

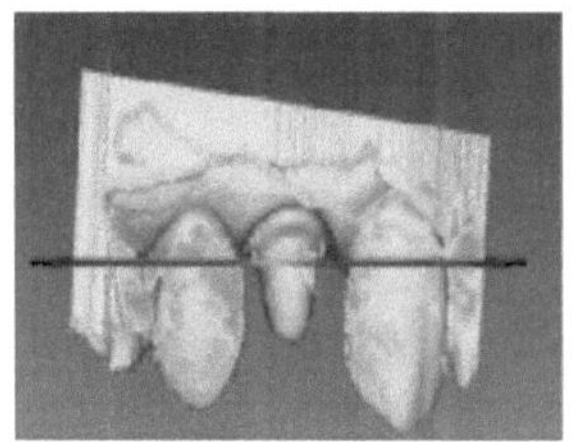

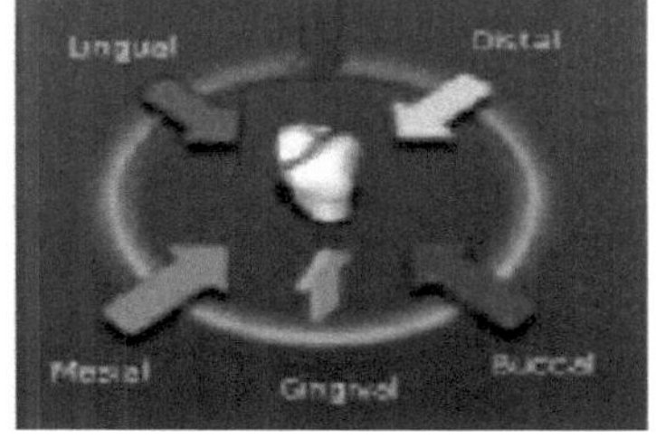

Deslocação do ponto central:

O ponto central do círculo de orientação é o meio do ecrã, que pode ou não ser a localização da sua preparação. Se o ponto central não estiver na sua preparação, pode ser um pouco confuso quando rodar o modelo. Não é necessário centrar o modelo na preparação, mas pode ser útil se for novo na rotação de um modelo 3D ou se tiver várias preparações. O exemplo abaixo mostra uma preparação sem vizinho distal, pelo que a preparação não está no meio do ecrã.

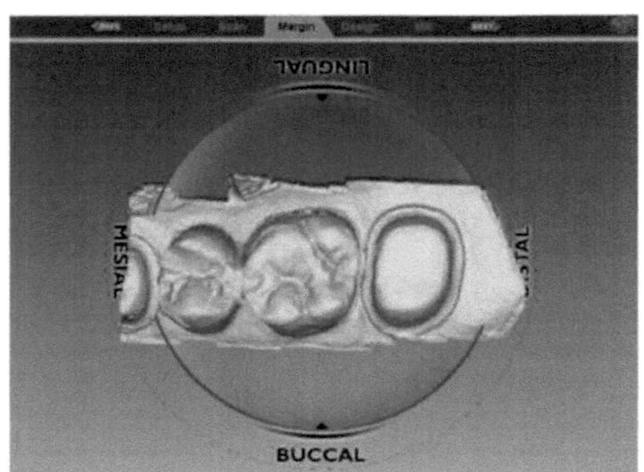

Para mover o modelo de modo a que a sua preparação fique centrada, mantenha premida a roda de deslocamento do rato e mova o modelo. O gráfico do círculo move-se com o modelo, mas pode ver o modelo a mover-se em relação aos separadores na parte superior do ecrã. Quando a roda de rolagem é liberada, o gráfico do círculo é atualizado e se move para o centro. Repita conforme necessário.

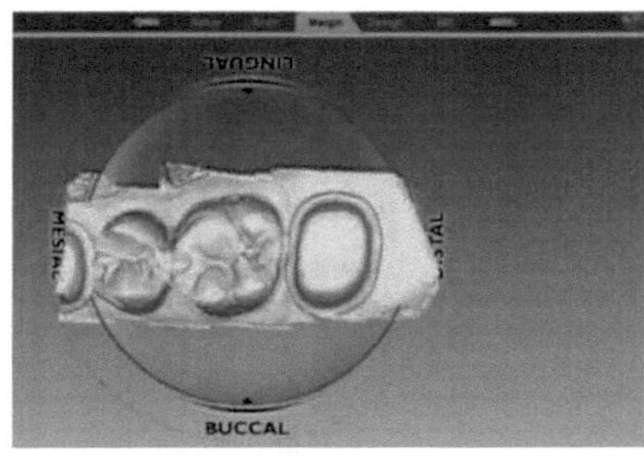

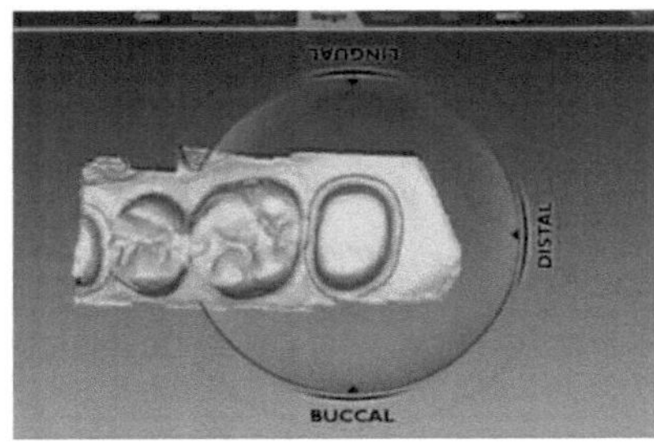

<u>Restaurações individuais:</u>

Vista oclusal Se a varinha não estava paralela ao preparo na primeira varredura, o modelo será inclinado. Neste exemplo, o modelo está inclinado tanto para o lado vestibular como para o lado mesial.

A vista oclusal é boa para ajustes vestibulares/lingual. 1 Posicione o seu rato perto da etiqueta Bucal no gráfico circular. 2 Mantenha pressionado o botão esquerdo do mouse e mova o mouse para cima, como indicado pela seta no gráfico abaixo. Rode o modelo até obter um bom alinhamento bucal/lingual. Deve poder ver claramente as tabelas oclusais e pode ver a mesma quantidade de dados nas faces vestibular e lingual dos dentes adjacentes. Não se preocupe com o alinhamento dos sulcos centrais.

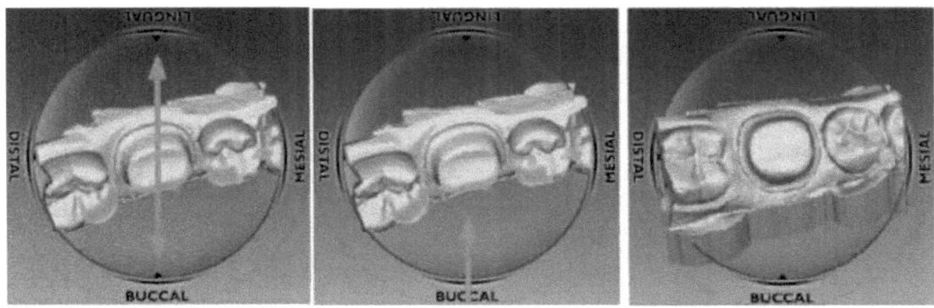

<u>Vista distal:</u>

A vista distal ou mesial é boa para ajustes mesial/distal e oclusal/gengival.

Clique na seta Distal em View Controls. A vista distal é por vezes obscurecida por dados distais elevados. Incline o modelo para cima ou para baixo para ver as cúspides dos dentes adjacentes.

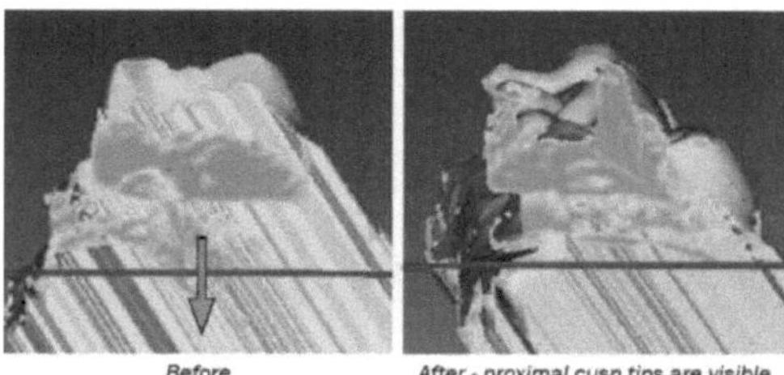

Avalie a altura das cúspides dos dentes adjacentes. Alinhe as suas cúspides e paredes axiais de acordo com a Curva de Spee.

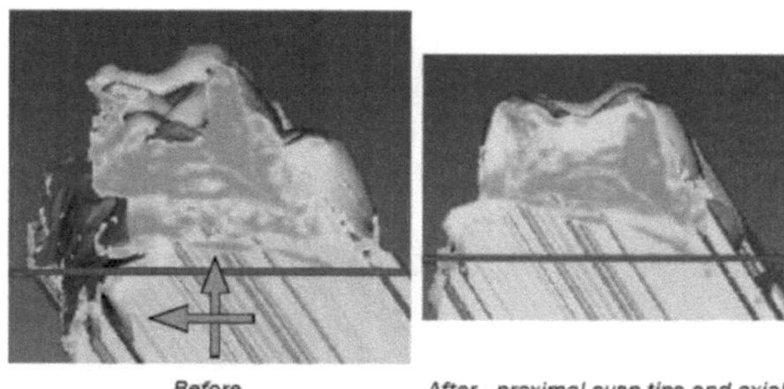

Clique em Bucal ou Lingual para ver de lado.

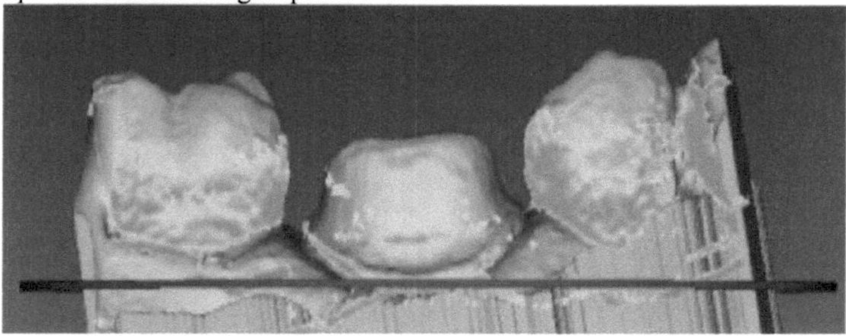

Use a linha vermelha como um guia para avaliar o alinhamento da crista marginal dos dentes adjacentes. Neste exemplo, o alinhamento é bom. Volte para a vista oclusal ou distal para fazer ajustes, se necessário. Não deve ajustar a orientação do ponto de vista vestibular ou lingual porque é fácil alterar acidentalmente o alinhamento mesial/distal ao mesmo tempo. Clique em Oclusal. A partir da oclusal, certifique-se de que o modelo está direito da mesial para a distal. Imagine uma linha reta que vai da mesial à distal (mostrada a laranja abaixo).

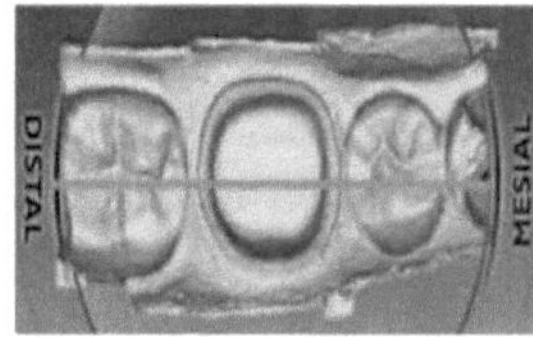
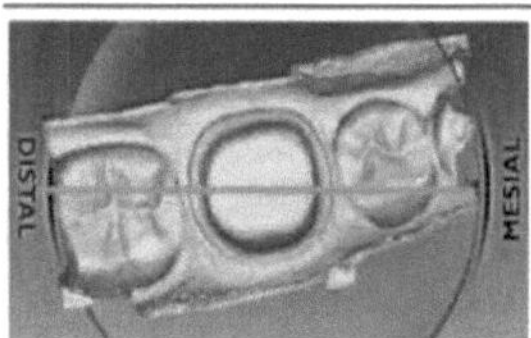

Quando estiver satisfeito, clique em Orientação para aceitar as alterações. A orientação pode ser reactivada e alterada em qualquer altura. Se a Autogénese já tiver sido aplicada, não se esqueça de ir ao ecrã Bibliotecas de dentes e reaplicar a biblioteca de dentes para a nova orientação.

<u>O separador Margem:</u>

contém ferramentas para criar e modificar a margem de forma rápida e fácil.

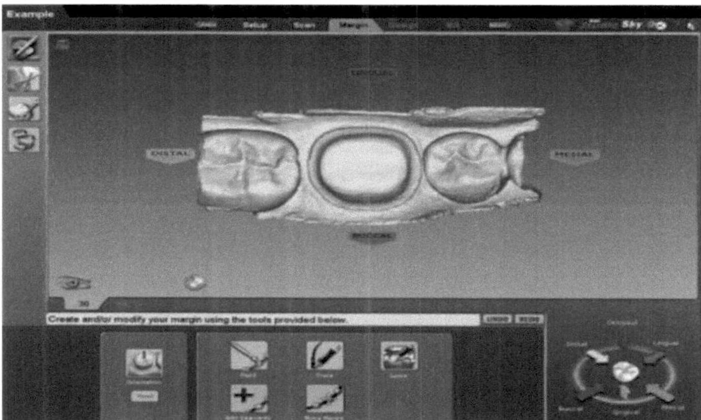

- Ferramenta de margem

- Ferramenta da área de seleção

- Ferramenta de edição de clones

- Digitalização bucal Align

Ferramenta de margem:

Clique na ferramenta Margem para ativar o modo de edição da margem, no qual estão disponíveis vários métodos para criar e editar a margem. Existem três ajudas disponíveis quando trabalha com a margem:

- Ver Preparação ICE

- Mostrar características

- Alternar margem Existem três opções para criar a sua margem:

- Pintura - Crie a margem com uma pincelada larga.

- Trace - Crie a margem utilizando pontos marcados individualmente ao longo da borda.

- Laço - Crie a margem marcando vários pontos ao longo da borda

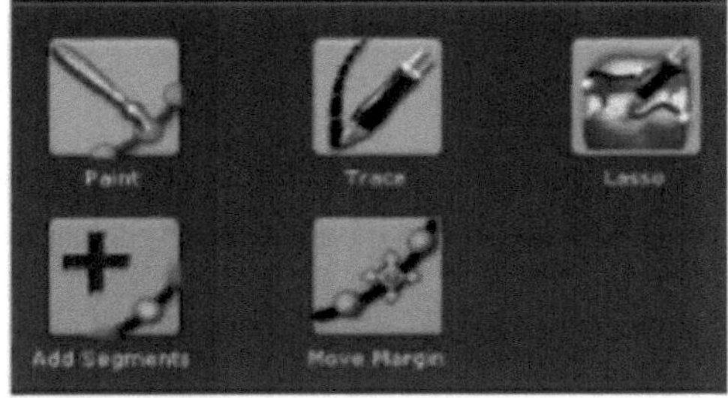

<u>Depois de a margem ser criada, pode ser editada utilizando uma ou ambas as opções seguintes:</u>

- Adicionar segmentos - Substitui os segmentos existentes da margem.

- Mover margem - Ajusta a curva da margem existente.

<u>Criar a margem</u>:

Ao criar a margem, utilize a ferramenta Pintar, Traçar ou Laço.

Não são utilizados em combinação.

A ferramenta Paint é recomendada para as margens supragengivais.

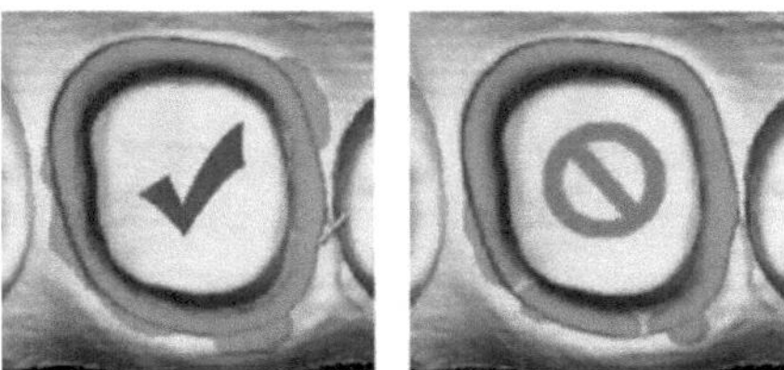

Margens criadas com tinta.

<u>Ferramenta de rastreio:</u>

A ferramenta Trace pode ser utilizada em qualquer margem, mas é especialmente recomendada para margens equigengivais e subgengivais.

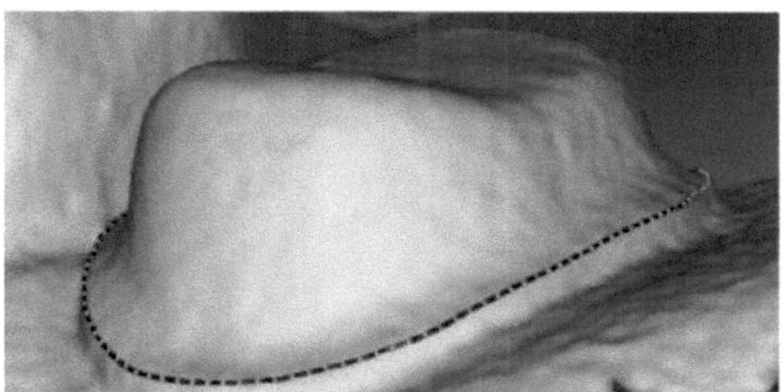

Traçado da margem

Ferramenta de laço:

A ferramenta Lasso é recomendada para restaurações parciais e margens supragengivais com um rebordo afiado.

Modificar a margem:

O separador Margem fornece duas ferramentas para modificar um caminho de margem existente: Mover margem e Adicionar segmentos.

Antes de selecionar uma ferramenta, amplie e posicione o modelo para garantir uma visão óptima da área da margem. Pode utilizar qualquer uma das ferramentas ou ambas sequencialmente, elas não removem alterações anteriores quando clicadas como as ferramentas de desenho de margens.

Margem de alternância:

Depois de a margem ter sido criada, a opção Alternar margem mostra ou oculta a margem. Isto é útil para verificar se a margem foi desenhada corretamente.

Mova a ferramenta Margem:

Utilize a ferramenta Mover margem para arrastar e largar uma secção da margem para uma nova posição.

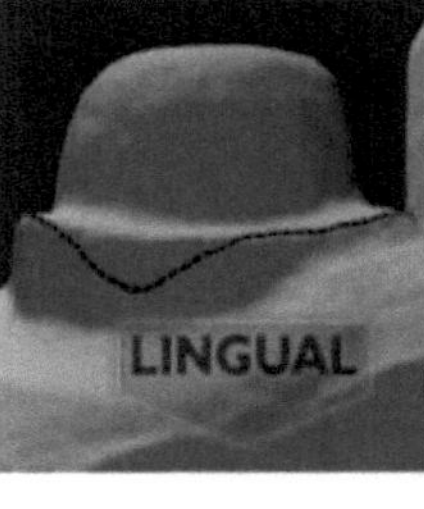

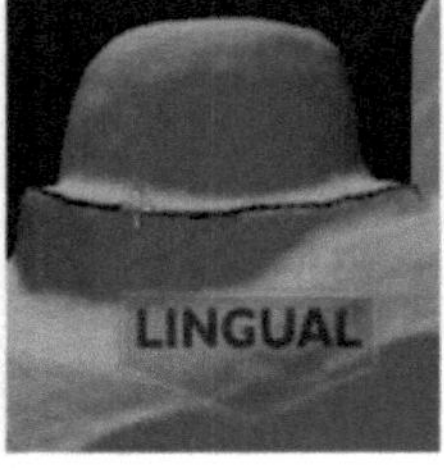

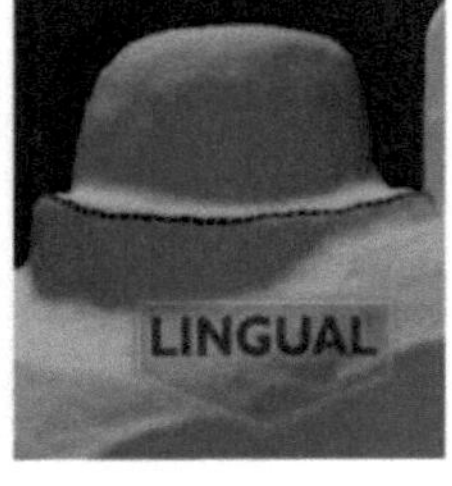

Before   Drag into correct position   After

<u>Verificar a orientação:</u>

Depois de a Margem ter sido desenhada e editada, aparece o ícone da Biblioteca de Pré-visualização. Consulte "Criar a margem" na página 107 para obter mais informações.

Esta é uma etapa opcional que exibe uma proposta de exemplo que não foi alinhada com os dentes adjacentes. A posição do dente de pré-visualização é baseada na Orientação. Pode ser usado para avaliar e ajustar a Orientação. 1

Clique em Pré-visualizar biblioteca. Um dente verde aparece acima da margem. Se se tratar de uma restauração parcial, o dente de pré-visualização pode ser significativamente mais pequeno. Com a biblioteca de pré-visualização activada, pode ativar a orientação e avaliar o alinhamento geral do modelo.

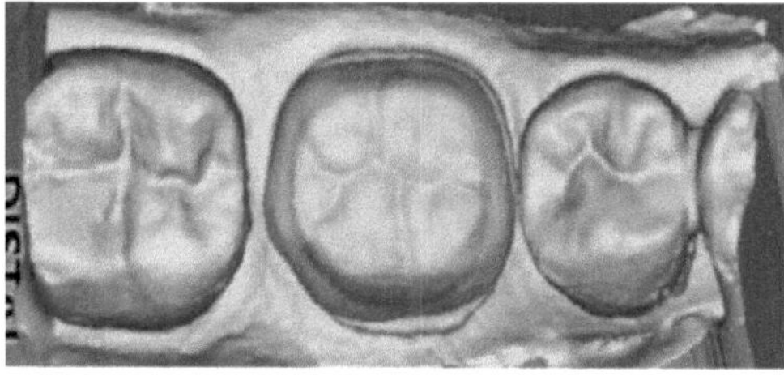

A partir da oclusão, verifique se o sulco central está alinhado.

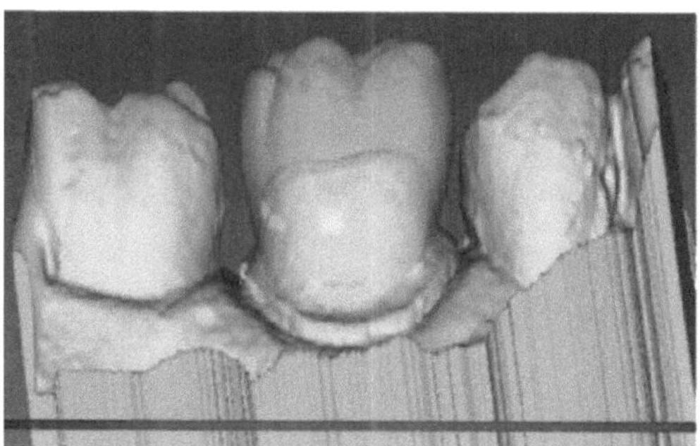

<u>**Existem três tipos de articulação digital no âmbito do fluxo de trabalho digital[120] :**</u>

- Articulação mecânica com interface digital
- Articulação digital simples
- Articulação virtual

<u>**Articulação mecânica com uma interface digital:**</u>

Os articuladores utilizados são articuladores de classe III ou IV. Após uma transferência facial do molde maxilar para o articulador, os moldes de gesso são montados em placas amovíveis no articulador mecânico real, o que permite a digitalização dos moldes por um scanner de secretária para os localizar no articulador "virtual" do software CAD exatamente como no articulador mecânico. Esta técnica facilita a transferência do arco facial para montar os moldes, o que ajuda a replicar a relação intermaxilar correcta com o eixo da dobradiça terminal. Estão disponíveis funções de software para simular os movimentos complexos da mandíbula, efectuando uma análise dos movimentos de protrusão, retrusão, translação mandibular lateral imediata e excursões laterais, utilizando parâmetros especificados para a configuração da inclinação condilar, ângulo de Bennett, deslocamento lateral imediato e inclinação e altura incisal no pino.

A oclusão pode então ser avaliada no software CAD para investigar as áreas de contacto oclusal. A capacidade de visualizar a oclusão dinâmica também pode ser utilizada para verificar o desenho da anatomia oclusal e permite que as interferências oclusais sejam resolvidas automaticamente (solaberrieta e colaboradores 2010)

<u>Articulação digital simples:</u>

Existem dois métodos possíveis para a articulação digital simples:

<u>Sanning IOS</u>:

As superfícies oclusais são digitalizadas com um scanner intra-oral e importadas para o software CAD. Utilizando a função de digitalização oclusal, as digitalizações maxilar e mandibular são relacionadas entre si para fornecer uma posição de intercuspidação máxima estática. Utilizando a função de configuração de articulação virtual do software CAD, estas "arcadas virtuais" são então posicionadas no articulador digital utilizando uma posição arbitrária e valores médios predefinidos. Este método é frequentemente utilizado quando são efectuadas digitalizações seccionais da arcada em vez de digitalizações da arcada completa. A função de articulação dinâmica virtual do software CAD indicará posições de contacto arbitrárias dentro da gama limitada de movimentos que o sistema pode simular. Esta relação funcional limitada pode ser adequada para casos unitários na região anterior; para restaurações posteriores, contudo, a falta de pormenor pode produzir interferências oclusais.

<u>Digitalização de modelos com um meio de oclusão:</u>

Os moldes físicos são digitalizados, após o que o software oferece uma opção para digitalizar um meio de registo oclusal para fornecer a posição do antagonista, em vez de fazer uma digitalização completa do molde oposto. Esta técnica facilita uma análise oclusal, mas com uma precisão limitada. A sua utilização clínica seria restrita a restaurações em que a anatomia final é copiada a partir de um enceramento de diagnóstico preciso ou de uma morfologia oclusal pré-existente, ou em que a restauração final é uma restauração cerâmica estratificada e o procedimento CAD é utilizado para desenvolver um coping que será estratificado manualmente com um material adequado.

Articuladores virtuais[121] :

O trabalho de investigação nas últimas décadas citou muitos avanços inovadores e tecnológicos introduzidos no campo da medicina dentária. A tecnologia informática parece constituir o futuro da medicina dentária. As tecnologias de realidade virtual (RV) têm um forte impacto na investigação, no desenvolvimento e na produção industrial. As tecnologias de RV em medicina dentária serão utilizadas para proporcionar uma melhor educação e formação, simulando contextos complexos e melhorando procedimentos que são tradicionalmente limitados, como o trabalho com articuladores mecânicos.

A investigação inovadora também invadiu o campo da prótese dentária com vários modelos de articuladores que são utilizados para o fabrico de restaurações compatíveis com o sistema estomatognático. A transição de numerosos modelos de articuladores mecânicos para articuladores virtuais recentemente desenvolvidos constitui um grande avanço no desenvolvimento do modelo de articulador.

Os articuladores virtuais facilitam a avaliação dos movimentos estáticos e dinâmicos da mandíbula utilizando tecnologia de realidade virtual (Mastre-Ferrin e colaboradores 2011). Procuram melhorar os aspectos oclusais do desenho de restauração, permitindo a análise das posições de contacto oclusal como parte do processo de desenho. Além disso, podem quantificar os efeitos da resiliência dos tecidos moles numa base dependente do tempo durante a mastigação ou a ingestão de alimentos e corrigir a superfície oclusal concebida digitalmente de acordo com isso (koralakunte e Alajanakh 2014; Solaberrieta e colaboradores 2009).

Os articuladores virtuais são também designados por "articuladores de software", uma vez que não são concretos, existindo apenas como um programa de computador. São constituídos por planos-guia virtuais condilares e incisais. Os planos-guia podem ser medidos com precisão utilizando o analisador de movimentos da mandíbula ou os valores médios são definidos no programa como um articulador de valor médio. Os Articuladores Virtuais são capazes de conceber próteses cinemáticas. São capazes de simular movimentos mandibulares humanos, movendo superfícies oclusais digitalizadas umas contra as outras e permitindo a correção de superfícies oclusais digitalizadas para produzir movimentos suaves e sem colisões.

<u>NECESSIDADE DE ARTICULADORES VIRTUAIS:</u>

O articulador virtual foi concebido para a análise exaustiva da oclusão estática e dinâmica.

Esta ferramenta incorpora aplicações de realidade virtual no mundo da prática dentária com o objetivo de substituir os articuladores mecânicos. O articulador virtual oferece a possibilidade de reduzir significativamente as limitações dos articuladores mecânicos, devido a uma série de vantagens: pode ser feita uma análise completa da oclusão estática e dinâmica, das relações intermaxilares e das condições articulares, graças à visualização dinâmica em três dimensões (3D) da mandíbula, da maxila ou de ambas, e à possibilidade de selecionar planos de secção que permitem a observação detalhada de regiões de interesse como, por exemplo, a articulação temporomandibular. Combinada com a tecnologia CAD/CAM, esta ferramenta oferece um grande potencial no planeamento de implantes dentários, uma vez que permite uma maior precisão e uma menor duração do tratamento.

As aplicações protéticas dos articuladores virtuais consistem em fabricar a restauração oclusal mais bem ajustada possível, ajudar os estudantes a compreender a função do articulador dentário, os diferentes movimentos de excursão e a sua influência na superfície oclusal e melhorar a qualidade da comunicação entre o dentista e o técnico dentário. As definições individuais necessárias para uma articulação correcta no articulador virtual são derivadas de um traço eletrónico ou de uma análise do movimento dos maxilares utilizada para programar o articulador virtual. Estão disponíveis três grandes categorias de sistemas de registo dos movimentos dos maxilares:

- Baseado em ultra-sons: JMAnalyser + (Zebris medical, Isny, Alemanha),

ARCUSdigma (KaVo, Biberach, Alemanha)

- Métodos de divisão de tensão: CADIAX (Gamma Dental, Klosterneuberg, Áustria)
- Sistemas optoelectrónicos: CondyloComp LR3 (Dentron, Hochberg, Alemanha), freecorder BlueFox (DDI-Group, Dortmund, Alemanha)

Para além de fornecerem o seu próprio software para avaliação dos movimentos da mandíbula, a maioria destes sistemas pode fornecer valores para a configuração de articuladores mecânicos totalmente ajustáveis, bem como exportar dados para o software CAD programar a configuração do articulador virtual (Ahlers e colaboradores 2015). Embora estes sistemas possam transferir dados condilares, alguns não suportam uma verdadeira transferência do eixo da dobradiça com um arco facial digital (Solaberrieta e colaboradores 2013; Lam e colaboradores 2016)

Avanços recentes integram informações de rastreio do movimento da mandíbula com dados de tomografia computorizada de feixe cónico (CBCT) para determinar a posição anatómica do eixo da charneira terminal e para facilitar uma avaliação mais precisa da oclusão. O software CAD destaca então as zonas de contacto oclusal e propõe automaticamente as modificações necessárias ao desenho da restauração. Utiliza um algoritmo de deteção de colisões para calcular dinamicamente as superfícies oclusais.

A precisão do articulador virtual foi revista e considerada tão boa como a dos articuladores mecânicos tradicionais em termos de comparação do número de contactos oclusais encontrados em ambos os tipos de articulação (Mastre-Ferri e colaboradores 2012).

TIPOS DE ARTICULADORES VIRTUAIS

Existem dois tipos de articuladores virtuais, nomeadamente:
- Completamente ajustável
- Simulação matemática

Articulador virtual completamente ajustável <u>(analisador de movimentos)</u>:

Regista /reproduz trajectórias de movimento exactas da mandíbula utilizando um sistema eletrónico de registo da mandíbula denominado Jaw Motion Analyser (JMA). O sistema de medição ultra-sónica, Jaw Motion Analyzer (Zebris, Alemanha) é utilizado para registar e implementar o padrão de movimento da mandíbula. É um dispositivo de captura de movimento ultrassónico que é composto por um conjunto de emissores de ultra-sons que são colados às superfícies vestibulares dos dentes mandibulares utilizando um gabarito personalizado com acrílico de cura a frio e quatro receptores ligados a um arco facial oposto a eles para detetar todos os componentes rotativos e translativos em todos os graus de liberdade.

Um sensor de digitalização especial é usado para determinar o plano de referência, composto pelo eixo da dobradiça, plano infra-orbital e pontos de interesse especiais (por exemplo: na superfície oclusal). O software do articulador virtual DentCAM desenvolvido na Universidade de Greifswald consiste em três janelas principais e uma janela de corte, que mostram o mesmo movimento dos dentes de diferentes aspectos. Regista e reproduz o movimento exato e as trajectórias da mandíbula através de um sistema eletrónico de registo da mandíbula denominado Jaw Motion Analyser (JMA). O Jaw Motion Analyser é um dispositivo de registo da mandíbula do doente. É constituído por um arco facial com sensores receptores, um sensor de mandíbula inferior e um sensor de ponteiro, um adaptador oclusal e um software, **por exemplo: <u>JM</u> Analyser.**

<u>Janela de renderização</u>; Mostra ambos os maxilares durante a oclusão dinâmica e pode visualizar vistas invulgares ao longo de padrões dinâmicos de oclusão, ou seja: a vista das cúspides oclusais enquanto observa os dentes antagónicos a aproximarem-se da posição de intercuspidação durante os movimentos de mastigação.

<u>Janela de oclusão</u>: Mostra os contactos oclusais estáticos e dinâmicos que deslizam sobre as superfícies dos maxilares superior e inferior em função do tempo.

Janela mais pequena: Os movimentos da articulação temporomandibular são representados numa vista sagital e transversal que permite a análise e o diagnóstico das interdependências entre os contactos dentários e os movimentos da articulação temporomandibular.

Janela de corte: Mostra qualquer corte frontal em toda a arcada dentária. Esta ferramenta ajuda a analisar o grau de inter-cuspidação, a altura e os ângulos funcionais das cúspides. Com esta janela, a análise da orientação e do balanceamento torna-se fácil.

As versões mais recentes do software incorporam um módulo ortodôntico que permite a criação de um setup virtual. O programa foi também equipado com a representação das trajectórias condilares nos planos sagital e horizontal. Esta ferramenta informática permite-nos observar a inter-relação entre a guia incisal e a guia condilar, e os efeitos da mobilidade articular sobre a oclusão.

Desenvolvimento e conceção de um articulador virtual:

A conceção do articulador virtual dentário é efectuada através de sistemas de desenho assistido por computador (CAD) e de ferramentas de engenharia inversa. O desenvolvimento é efectuado no laboratório de design de produto (PDL) da Faculdade de Engenharia de Bilbau (Universidade do País Basco) em colaboração com o departamento de prótese da Universidade Martin-Luther de Halle, da seguinte forma

- Os diferentes articuladores mecânicos são seleccionados primeiro para serem modelados através de sistemas CAD (Solid Edge e CATIA).
- O processo de conceção será então realizado utilizando ferramentas de medição e ferramentas de engenharia inversa que estão disponíveis no PDL.
- As ferramentas utilizadas são: Scanner Handyscan REV scan 3D e respetivo software (VXscan), software de engenharia inversa e de inspeção assistida por computador (Geomagic Studio e Qualify), Rapidform XOR, scanner ATOS I rev.2 GOM 3D. Após a construção do articulador virtual,

todas as medições são verificadas e controladas. Se houver algum problema, este tem de ser rectificado e redesenhado em conformidade.

Programação de Articuladores Virtuais

Os métodos de programação e ajuste do articulador virtual foram descritos por Kordass e Gartner em 1999. O requisito prévio para a visualização no ecrã é a digitalização em 3D da superfície do dente ou das restaurações ou modelos de próteses utilizando um scanner 3D.

A digitalização pode ser efectuada de duas formas:

- **Digitalização direta** - feita diretamente a partir da boca do paciente utilizando um scanner intra-oral.
- **Digitalização indireta** - realizada no exterior, com base no molde do paciente obtido após a realização da impressão final.

Os dados digitalizados ajudam a obter a geometria real da boca e a sua localização relativa é reconstruída num sistema CAD utilizando o arco facial.

Na segunda fase, o tipo de articulador é selecionado em função da precisão necessária e/ou dos dados de configuração do paciente disponíveis em cada caso.

Uma vez modelada a prótese dentária, a simulação funcional é efectuada para obter os pontos de colisão interferentes que podem produzir uma doença nas articulações temporomandibulares, que podem acabar por produzir uma doença nas articulações temporomandibulares.

Os movimentos excursivos, como a protrusão e a laterotrusão, são simulados através de um sistema CAD, analisando possíveis colisões oclusais para que o desenho possa ser adequadamente modificado. Finalmente, a prótese dentária é fresada e testada na boca do paciente.

Desenvolvimentos recentes no articulador virtual

O desenvolvimento do sistema de articulador virtual 3D (Zebris Company, D-Isny) requer três unidades principais

<u>**Dispositivos, nomeadamente:**</u>

- Um dispositivo de entrada sob a forma de um scanner 3D.
- Software de articulador virtual 3D para modelação de próteses com deteção de colisões.
- Um dispositivo de saída sob a forma de "sistema de prototipagem rápida" com tecnologia de jato de tinta estereoscópica.

A vantagem deste sistema de articulador virtual 3D é que, para além da análise dos movimentos mandibulares, também os movimentos mastigatórios podem ser analisados, incluindo a força nos pontos de contacto e a frequência dos contactos em relação ao tempo.

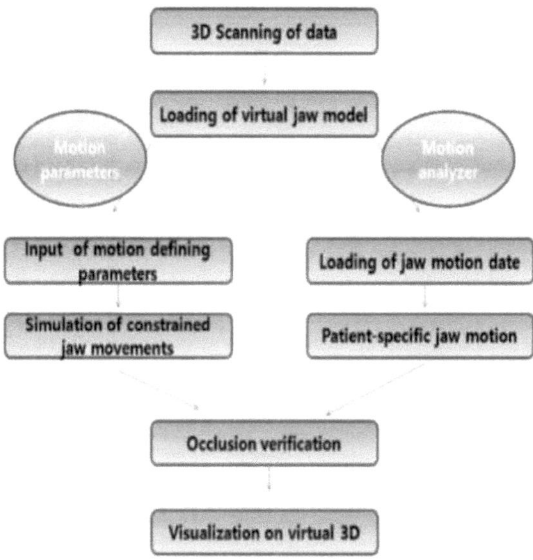

diagrama esquemático do articulador virtual

Digitalização 3D de data

A digitalização 3D consiste em obter a forma tridimensional de um objeto com um dispositivo de hardware. Em medicina dentária, utiliza-se normalmente o scanner intra-oral e os scanners 3D de secretária para digitalizar moldes ou dentes de pacientes. O scanner intra-oral dentário 3D cria uma imagem 3D através da técnica de triangulação ativa e do princípio da microscopia confocal de varrimento por laser. O ponto ou a linha laser é projetado num objeto a partir de dispositivos como um dispositivo portátil e um sensor calcula a distância da superfície do objeto (ou são também utilizados dispositivos de carga acoplada ou dispositivos sensíveis à posição).

Digitalização do articulador

Existem muitos softwares de articuladores virtuais (Zfx CAD Software, CEREC Articulation, Medit 5-axis CAD/CAM system) e normalmente o scanner 3D para medicina dentária está ligado ao software. Mas os scanners 3D para a indústria não têm um sistema de articulador próprio; neste caso, o dentista e o técnico de prótese dentária têm de construir um articulador virtual através do software CAD/CAM.

Solid Edge e CATIA:

Os diferentes articuladores mecânicos são seleccionados primeiro para serem modelados através de sistemas CAD (Solid Edge e CATIA). O processo de design será então efectuado utilizando ferramentas de medição. Ferramentas e instrumentos de engenharia inversa disponíveis no PDL. As ferramentas utilizadas são: Handyscan REVscan

Scanner 3D, o scanner digitaliza os articuladores e transforma-os em ficheiros digitais através do software (VXscan), e software de engenharia inversa e de inspeção assistida por computador (Geomagic Studio e Qualify), Rapidform XOR, ATOS I rev.2 GOM 3D scanner, nesta fase pode corrigir os detritos e o espaço vazio devido à falta de precisão. Após a construção do articulador virtual, todas as medições são verificadas e conferidas. Se existir algum problema, este deve ser rectificado e redesenhado.

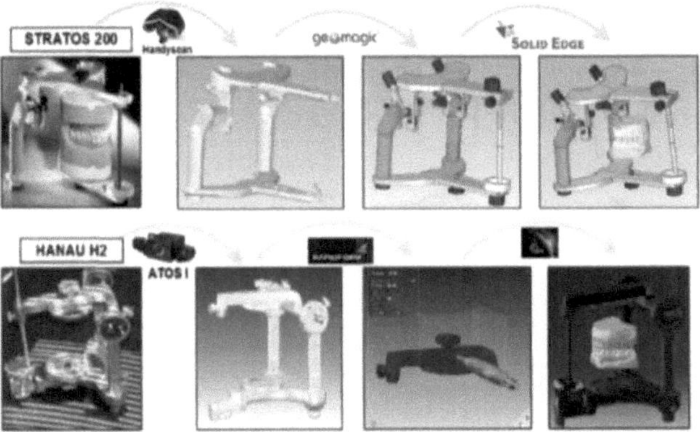

Procedimento de fabrico do articulador virtual pelo sistema CAD/CAM. Retirado de Projeto de um articulador virtual para a simulação e análise de movimentos mandibulares em CAD/CAM dentário

O programa de digitalização possui os próprios articuladores digitais. Neste caso, não é necessário digitalizar o articulador para o computador; basta escolher os seus articuladores convencionais no programa. Mas alguns programas têm apenas alguns tipos de articuladores, pelo que o dentista ou técnico de prótese dentária deve verificar se existem articuladores próprios no programa. No sistema CAD/CAM de 5 eixos da Medit, tem articuladores Artex, Sam e Kavo no software. Mas é possível descarregar outros articuladores a partir do sítio Web da empresa.

ELENCO DIGITAL:

O molde é uma réplica dos dentes preparados e de outras partes da arcada dentária, sendo vertido em gesso dentário ou acrílico em impressões (impressões ou moldes) dos dentes e deixado endurecer. Pode ser um molde de diagnóstico (menos preciso, utilizado para avaliação do estado de oclusão, posições dos dentes, defeitos e planeamento do tratamento), um molde de trabalho utilizado para o fabrico de moldes de próteses (deve ser preciso, sem erros, normalmente feito com gesso). O molde virtual também tem o mesmo objetivo que o molde convencional, representa digitalmente os dentes e a mandíbula do paciente. Depois de fabricar o articulador digital, é necessário um molde digital para que o sistema do articulador seja correto. Para isso, é essencial digitalizar o maxilar e os dentes. No articulador convencional, é utilizado o molde de pedra, que é feito por impressão, vazamento e corte, e que representa o maxilar do doente, e o dentista e o técnico de prótese dentária trabalham com o molde, mas no sistema CAD/CAM é necessário o molde digital, pelo que é necessário efetuar a digitalização do convencional para o virtual. Para digitalizar um dente ou uma superfície dentária ou uma restauração ou modelos de próteses completas ou uma relação cêntrica, é utilizado um scanner laser 3D. Este scanner projecta um feixe de laser vertical na superfície do objeto. Uma câmara digital equipada com um dispositivo de carga acoplada (CCD) regista o feixe refletido pelo objeto e transmite os sinais digitais a um sistema de processamento eletrónico. Os dados de imagem processados são armazenados como valores de brilho de matriz digital, prontos a serem utilizados pelo software do scanner.

A digitalização pode ser efectuada de duas formas:

-Digitalização indireta: realizada no exterior, sobre o molde mestre do paciente obtido após a realização da impressão final.

Digitalização direta: feita diretamente a partir da boca do paciente utilizando um scanner intra-oral.

Digitalização indireta:

É conhecido como digitalização de moldes, requer um molde convencional que é feito por impressão, vazamento e corte para iniciar o sistema CAD/CAM. Este método é normalmente utilizado em laboratórios de prótese dentária, mas atualmente apenas a impressão pode ser utilizada para digitalizar o molde digital. O software transforma automaticamente a forma negativa numa forma positiva. Até a moldeira de arco duplo pode ser digitalizada. Normalmente, os scanners 3D de secretária são utilizados para a digitalização indireta de moldes. Em primeiro lugar, deve ligar a máquina ao computador e instalar o software fornecido pela empresa. Verifique como utilizar o scanner consultando o catálogo. Coloque o molde ou a impressão na placa. Seleccione o tipo de modelo a digitalizar [Modelo em pedra] ou [Impressão]. Defina o método de digitalização para o maxilar superior e inferior. De seguida, digitalize o molde ou a impressão. De seguida, a máquina obtém automaticamente uma imagem de 3 dimensões ao mover o molde. No entanto, as técnicas de moldagem convencionais que utilizam a moldeira e o material de moldagem não conseguem eliminar o erro de expansão, contração e distorção do material de moldagem ou de gesso.

Aplicações e limitações da moldagem assistida por computador

A tecnologia de moldagem digital pode ser aplicada à maioria das áreas da medicina dentária onde atualmente utilizamos material de moldagem convencional. O nosso foco principal para a sua utilização são as restaurações fixas, tais como coroas, inlays, onlays, facetas e próteses parciais fixas. O dentista pode utilizar impressões digitais para fabricar e fresar restaurações numa única consulta no consultório. Se forem necessárias várias consultas para concluir o tratamento, o dentista também pode utilizar impressões digitais para conceber e fresar restaurações provisórias em minutos. Além disso, o dentista pode enviar as impressões digitais através da Internet para o seu laboratório para a conceção e fabrico de moldes físicos e/ou próteses. Os actuais sistemas de imagiologia digital são tão eficientes que temos a capacidade de obter imagens com sucesso e precisão na câmara pulpar dentária. Isto permite-nos aplicar a imagiologia digital a uma técnica interessante para restaurar dentes tratados endodonticamente. O método é referido como "EndoCrown", em que uma coroa de cerâmica e um núcleo são fresados como uma unidade (Biacchi et al., 2013; Lander e Dietschi, 2008). A principal contraindicação é a incapacidade de aceder à área com a câmara digital. Ou a cabeça da câmara é demasiado grande ou o doente não tem a capacidade de abrir o suficiente para acomodar a cabeça da câmara. Os tamanhos e o peso das cabeças de câmara variam consoante os sistemas, mas a tendência no desenvolvimento é para um tamanho de câmara mais pequeno. Outra contraindicação para a impressão digital é a falta de cooperação do doente. É necessário que o doente permaneça imóvel para captar imagens adequadas.

Inovações futuras

A medicina dentária e a imagiologia dentária já percorreram um longo caminho. Cada vez mais empresas estão a desenvolver sistemas de imagiologia dentária, e outras irão desenvolvê-los à medida que as plataformas digitais se tornam mais abertas. As câmaras estão a melhorar constantemente e as tecnologias de imagiologia estão a mudar de apontar e clicar numa única imagem para a transmissão de vídeo em tempo real. Com a eliminação da necessidade de pulverização durante a obtenção de imagens, os sistemas estão também a tornar-se cada vez mais fáceis de utilizar. A 3M, o maior fabricante mundial de material de moldagem convencional, investiu milhões de dólares em imagiologia digital para eventualmente substituir a moldagem convencional. Uma vez que a profissão de dentista está normalmente 10 a 20 anos atrasada em relação à indústria na aceitação de novas inovações tecnológicas, esta transição demorará algum tempo. No entanto, a tendência está a acontecer agora. Prevê-se e as estatísticas mostram que, até ao ano 2015, a maioria das impressões dentárias enviadas para os laboratórios dentários serão digitais. Isto não inclui os dentistas que estão a utilizar impressões digitais para desenho e fresagem no consultório. As estatísticas mais recentes da Sirona indicam que a cada 7 segundos, algures no mundo, está a ser colocada uma restauração CEREC. As inovações futuras na área das impressões digitais só podem ser limitadas pela imaginação. Atualmente, está a ser feita investigação com a utilização da tecnologia SONAR na captação de imagens. A Tomografia de Coerência Ótica (OCT) sem radiação tem sido utilizada em optometria há algum tempo, mas agora as aplicações em medicina dentária estão a evoluir. A OCT produz imagens em tempo real até 3 mm de profundidade na estrutura do tecido. Isto tornaria os sistemas de imagiologia ainda mais fáceis de utilizar, eliminando a interferência do sangue e dos tecidos moles na realização das impressões. Será que a imagiologia com câmara continuará a ser necessária no futuro? A tecnologia de feixe cónico já foi associada à imagiologia digital para o planeamento do tratamento da colocação de implantes e para o desenho e fresagem de pilares e restaurações de implantes. Talvez, no futuro, possamos desenhar e fresar restaurações diretamente a partir de imagens de feixe cónico 3D. Nos últimos 30 anos, desde que o CEREC foi introduzido como uma tecnologia marginal, mais e mais sistemas tentaram chegar ao mercado dentário todos os anos. Outras tecnologias estão a ser lançadas ou estão prestes a juntar-se ao mercado CAD/CAM em constante crescimento. A medicina dentária CAD/CAM, quer opte por incorporá-la apenas como um sistema de imagiologia ou como um sistema de imagiologia e fresagem, é agora um procedimento dentário comum.

Resumo

Em primeiro lugar, as impressões ópticas têm várias vantagens em relação às impressões convencionais: entre elas, a mais importante é a redução do stress e do desconforto do paciente. De facto, atualmente, muitos pacientes têm ansiedade e um forte reflexo de vómito e, por isso, não toleram as impressões convencionais; nestes casos, a utilização da luz para substituir as moldeiras e os materiais é uma solução ideal.

Para além disso, as impressões ópticas são eficientes em termos de tempo e podem simplificar os procedimentos clínicos para o dentista, especialmente no caso de impressões complexas (em pacientes com subcavidades e/ou em implantologia oral, quando estão presentes vários implantes). Além disso, as impressões ópticas eliminam os modelos de gesso, poupando tempo e espaço, e permitem uma melhor comunicação com o técnico de prótese dentária. Por fim, os IOS melhoram a comunicação com os pacientes e são, por conseguinte, uma poderosa ferramenta de marketing para a clínica dentária moderna.

Por outro lado, as desvantagens da utilização de impressões ópticas são a dificuldade em detetar linhas de margem profundas em dentes preparados e/ou em caso de hemorragia, a curva de aprendizagem e os custos de aquisição e gestão. No que diz respeito à precisão, em comparação com as impressões convencionais, as impressões ópticas são igualmente precisas para restaurações individuais ou pontes de 3-4 elementos em dentes naturais e em implantes; por outro lado, as impressões convencionais ainda parecem ser a melhor solução atualmente para restaurações de longo alcance, tais como arcadas completas fixas em dentes naturais e implantes (com um maior número de pilares protéticos). Os IOS atualmente disponíveis no mercado diferem em termos de precisão; por conseguinte, os dispositivos de última geração podem ter indicações mais amplas para utilização clínica, enquanto os mais antigos têm menos indicações clínicas. As retomas são rápidas, fáceis e económicas. As impressões digitais são mais fáceis de armazenar, porque não ocupam espaço. Não há necessidade de desinfectantes. Os puxões, bolhas, rasgões e retracções são praticamente eliminados. Este é um aspeto importante a ter em conta antes de comprar um IOS, para além de outras características como a necessidade de opacificação, a velocidade de digitalização, as dimensões da varinha e a possibilidade de obter imagens a cores.

Os pacientes gostam da medicina dentária digital, uma vez que minimiza o desconforto associado às impressões tradicionais. Além disso, minimiza o tempo de cadeira e de consultório, tornando o consultório significativamente mais eficiente, reduz as refacções, reduz o tempo de assentamento das restaurações e reduz ou elimina as facturas do laboratório. A mudança para a medicina dentária digital conduz a melhorias na qualidade dos cuidados orais, oferece uma melhor experiência ao paciente e melhora a produtividade e a economia do consultório dentário.

Tecnicamente, o IOS pode ser integrado num sistema fechado, gerando apenas ficheiros proprietários, ou pode ser aberto, produzindo ficheiros (.STL, .OBJ, .PLY) que podem ser abertos com qualquer software CAD. Neste último caso, haverá uma maior versatilidade de utilização, mas um sistema proprietário integrado pode ser sem dúvida útil para o utilizador menos experiente. Por último, as aplicações clínicas actuais do IOS são extremamente vastas, uma vez que estes dispositivos podem ser utilizados não só em prótese fixa para obter os modelos virtuais necessários ao fabrico de toda uma gama de restaurações protéticas (coroas unitárias, próteses parciais fixas) sobre dentes naturais e implantes, mas também em implantologia para cirurgia guiada e em ortodontia. Atualmente, a literatura não apoia a utilização do IOS para o fabrico de restaurações de longo alcance, tais como arcadas completas fixas suportadas por dentes naturais ou implantes. Num futuro próximo, a informação dento-gengival captada com o IOS será adicionada à informação do tecido ósseo obtida pela TCFC. Juntamente com a informação do rosto do paciente captada com um scanner facial, isto permitirá aos clínicos integrar diferentes formatos de ficheiros num único modelo que pode ser utilizado para o planeamento cirúrgico, protético e ortodôntico: este será o "paciente virtual". São certamente necessárias mais revisões sistemáticas da literatura para tirar conclusões mais específicas sobre a exatidão e as indicações clínicas do IOS na dentisteria protética e de implantes. São necessários mais estudos controlados e aleatórios sobre a utilização do IOS para se poder efetuar uma análise sistemática da literatura que possa contar com um número adequado de casos/pacientes tratados eficazmente.

A tecnologia está a avançar exponencialmente e há muitas novas tecnologias interessantes no horizonte. A redução do custo da capacidade de processamento irá garantir que estes desenvolvimentos continuem, como exemplificado pela recente introdução de uma nova gama de scanners intra-orais digitais.

Referências

1. Collett HA. Impressões de próteses completas. J Prosthet Denti. 1965;15(4):603- 14

2. Rao S,Chowdhary R,Mahoorkar S .Uma revisão sistemática da técnica de moldagem para prótese completa convencional. J Ind Prosthodont Soc.2010;10(2):105-11.

3. Bindhoo YA,Thirumurthy VR,Kurien A. Impressão mucostática completa: uma nova tentativa. J Prosthodont. 2012;21(3):209-14.

4. Boucher CO. Uma análise crítica das técnicas de moldagem de meados do século para dentaduras completas. J Prosthet Dent. 1951:1(4):472-91.

5. Berkeley, E.C. (1949) Giant Brains or Machines that Think. John Wiley & Sons, Inc., Nova Iorque.

6. Beuer, F., Schweiger, J., & Edelhoff, D. (2008) Digital dentistry: an overview of recent developments for CAD/CAM generated restorations. British Dental Journal, 204(9), 505-511.

7. Biacchi, G.R., Mello, B., & Basting, R.T. (2013) A endocrown: uma abordagem alternativa para restaurar molares extensamente danificados. Journal of Esthetic and Restorative Dentistry, 25(6), 383-390.

8. Christensen, G.J., (2005) The state of fixed prosthodontics impressions: room for improvement. Jornal da Associação Dentária Americana. 136, 343-346.

9. Christensen, G.J. & Child, P.L. Jr. (2011) Prótese fixa: está na altura de mudar o status quo. Dent Today. 30(9) 66, 68, 70-73.

10. da Costa, J.B., Pelogia, F., Hagedorn, B., & Ferracane, J.L. (2010) Evolução de diferentes métodos de moldagem ótica no espaço marginal de onlays com CEREC 3D. Dentisteria Operatória, 35(3), 324-329.

11. Davidowitz, G. & Kotick, P.G. (2011) A utilização de CAD/CAM em Medicina Dentária. Dental Clinics of North America, 55(3), 559-570.

12. Ender, A. & Mehl, A. (2011) Digitalizações de arcada completa:

impressões convencionais versus digitais - um estudo in-vitro. Jornal Internacional de Medicina Dentária Computorizada, 14(1), 11-21.

13. Starke, E.N., Jr. Uma revisão histórica dos materiais de impressão para próteses completas. JADA 91:1037-1041,1975 .

14. Zimmer I.D. e Sherman, H. Uma análise do desenvolvimento de técnicas de moldagem de próteses completas. J Prosthet dent 46: 242- 249, 1981

15. Tuckfield, W.J. Review of Impression Techniques in Full Denture Prosthesis (Revisão das Técnicas de Impressão em Prótese Dentária Completa). Int Dent J 1:112-130, 1950.

16. DeVan, M.M. Princípios básicos da confeção de moldes. J Prosthet Dent 2:26-35, 1952. 5. Tench, R.W. Impressões para Dentaduras. JADA 21:1005-1018, 1934.

17. Terry Wilwerding DDS MS Creighton University School of DentistryOmaha, IDA Kerala.

18. H.R.B. Fenn, clinical dental prosthetics:second edition.xiii-xv.

19. Craig, Restorative dental materials, 12ª ed.3-11.

20. Starcke EN. Uma revisão histórica dos materiais de impressão para próteses completas. J Am Dent Assoc 1975; 91:1037- 41.

21. Zinner ID, Sherman H. Uma análise do desenvolvimento de materiais de impressão para próteses completas. J Prosthet Dent 1981; 46: 242-9.

22. Glenner RA. Impressões dentárias. J Hist Dent 1997; 45: 127-30. 4. Hoffmann- Axthelm W, ed. History of Dentistry. Chicago: Quintessence Pub.Co., 1981 p. 252.

23. Smith M. A short history of dentistry (Uma breve história da medicina dentária). Londres, Alan Wingate (Pub.) Ltd., 1958, p. 42.

24. Hoffmann-Axthelm W, ed. History of Dentistry (História da Medicina Dentária). Chicago: Quintessence Pub.Co., 1981 p. 229.

25. Hoffmann-Axthelm W, ed. History of Dentistry (História da Medicina Dentária). Chicago: Quintessence Pub.Co., 1981 p. 183.

26. Heister L. Kleine Chirurgie oder Handbuch der Wundtartzney, 3ª ed., Nürnberg 1767 pp. 236

27. Hoffmann-Axthelm W, ed. History of Dentistry (História da Medicina Dentária). Chicago: Quintessence Pub.Co., 1981 p. 226.

28. Pfaff P. Abhadlung von den Zahnen des menschlichen Korpers und deren Krankheiten, Berlim 1756

29. Reimpressão ed. Walter Hoffmann-Axthelm, Hildesheim 1966. 11. Weinberg B. An introduction To The History Of Dentistry, vol. 2. St. Louis, Mosby, 1942. Pp. 225, 253.

30. Greenwood IJ. The Early History of the Profession in the United States. Dent Reg 1861, 15: 29-37.

31. Fitch SS. Um sistema de cirurgia dentária, 2.ª ed. Filadélfia, Carey, Lea e Blanchard, 1835 Pp. 427-8.

32. Delabarre CF. Um tratado sobre a parte mecânica da arte do dentista. Paris 1820. 15. Hoffmann-Axthelm W, ed. History of Dentistry (História da Medicina Dentária). Chicago: Quintessence Pub.Co., 1981 p. 268.

33. Harris CA. A Arte Dentária, Tratado Prático de Cirurgia Dentária. Baltimore, 1839. Edição da Biblioteca de Clássicos da Medicina Dentária. Pp. 348-55.

34. Goddard PB. The Anatomy, Physiology, and Pathology of the Human Teeth (Anatomia, Fisiologia e Patologia dos Dentes Humanos). Philadelphia, Carey and Hart, 1844. Pp. 170-1.

35. Hoffmann-Axthelm W, ed. History of Dentistry (História da Medicina Dentária). Chicago: Quintessence Pub.Co., 1981 p. 267.

36. Maury F. Treatise on the Dental Art (Tratado sobre a Arte Dentária). Filadélfia, Lea e Blanchhard, 1843 Pp. 189-90.

37. de Loude, L. C. Citado em Boucher, C.O., ed. Swenson's complete dentures, ed., St. Louis, C.V. Mosby Co., 1964, p. 702.

38. Desirabode M. Complete elements of the science and art of the dentists. Baltimore, American Society of Dental Surgeons, ed 2, 1847 p. 435.

39. Colburn GF. Gutta percha - as suas utilizações. Am J Dent Sci 8 (série antiga): 258 abril de 1848.

40. Blake WP. Uma carta. Am J Dent Sci 8 (série antiga):278 abril de 1848.

41. White SS. A History of Dental and Oral Science of America (História da Ciência Dentária e Oral da América). Filadélfia, Academia Americana de Ciências Dentárias 1876 Pp. 46-7.

42. Harris CA. A Dictionary of Dental Science (Dicionário de Ciências Dentárias). Filadélfia, Lindsay e Blakiston. 1849. Pp. 385-6.

43. Wescott A. Use of plaster of Paris for taking impressions of the mouth. Dent Cosmos 12: 169 abril de 1870.

44. Franklin BW. Impressões de gesso e outras coisas. Vulcanite 1: 155 Feb 1861.

45. Academia Americana de Ciências Dentárias. A History of Dental and Oral Science of America (História da Ciência Dentária e Oral da América). Filadélfia, Samuel S. White, 1876 P.47.

46. Schrott JJ. Boletim VI. Jahresvers. Central-Verein dtsch. Zahnarzte. Dtsch. Vjschr.Zanheilk.4 (1864) 267-70.

47. Schrott JJ. Sistema de controlo do abdómen mais genuína e da articulação mais segura. Dtsch. Vjschr. Zanheilk. 4 (1864) 296-304.

48. Hoffmann-Axthelm W, ed. History of Dentistry (História da Medicina Dentária). Chicago: Quintessence Pub.Co., 1981 p. 269.

49. White JW. Taking Impressions of The Mouth (Tirar Impressões da Boca). Filadélfia, Samuel S. White, 1871, Pp. 55-75.

50. SS Branco. Catálogo dentário da SS White. Filadélfia, Pp. 207-317. 34. Litch WF. ed. O Sistema Americano de Medicina Dentária, Vol. 2. Filadélfia, Lea Brothers and Co., 1887. Pp. 453-73.

51. Harris CA. The Principles and Practice of Dental Surgery, ed 2, parte 6. Filadélfia, 1845, Lindsay & Blakiston, capítulos 2 e 4.

52. White JW. Taking Impressions of the Mouth, ed 2, Philadelphia, Samuel S.

White Dental Mfg. Co., 1876.

53. Essig CJ. The American Textbook of Prosthetic Dentistry [Manual Americano de Dentisteria Protética]. Filadélfia, 1896, Henry Kimpton, cap. 6; ed. 2, York, 1900, Lea Brothers and Co.

54. Um século de medicina dentária de serviço. Filadélfia, S. S. White Dental Mfg. Co., 1944, p. 435.

55. Bremner MDK. The story of Dentistry. Nova Iorque, Dental Items of Interest Pub.Co., 1958 P. 284.

56. Hansson O, Eklund J. Uma revisão histórica dos hidrocolóides e uma investigação da exatidão dimensional dos novos alginatos para impressões de coroas e pontes quando se utilizam moldeiras de stock. Swed Dent J 1984; 8: 81-95. 41. Patente britânica n.º 252, 112, setembro de 1925.

57. Paffenbarger GC. Materiais de impressão hidrocoloidais: Propriedades físicas e uma especificação. J Amer Dent Ass 1940; 27:273-388.

58. Seelbach P, Brueckel C, Wostmann B: Exatidão das técnicas de moldagem digital e convencional e fluxo de trabalho. Clin Oral Investig 2013;17:1759-1764

59. Yuzbasioglu, E., Kurt, H., Turunc, R. & Bilir, H. (2014) Comparação de técnicas de moldagem digitais e convencionais: avaliação da perceção dos pacientes, conforto do tratamento, eficácia e resultados clínicos. BMC Oral Health 14: 10.

60. Mangano F, Gandolfi A, Luongo G, Logozzo S. Scanners intra-orais em medicina dentária: Uma revisão da literatura atual. BMC Oral Health 2017;17(149).

61. Joda T, Bragger U. Fluxo de trabalho digital completo para a produção de coroas monolíticas de unidade única suportadas por implantes. Clin. Oral Impl. Res. 25, 2014, 13041306

62. Keul C, Stawarczyk B, Erdelt KJ, Beuer F, Edelhoff D, Güth JF. Ajuste de FDPs de 4 unidades feitos de zircónia e liga de CoCr após digitalização em

cadeira e em laboratório - Um estudo de laboratório. Dent Mater 2014;30:400-7.

63. Villaumbrosia, Pablo & Martinez-Rus, Francisco & García-Orejas, Ana & Salido, María & Pradies, Guillermo. (2016). Comparação in vitro da exatidão (veracidade e precisão) de seis scanners dentários extra-orais com diferentes tecnologias de digitalização. The Journal of prosthetic dentistry. 116.

64. Ali AO. Precisão das impressões digitais obtidas a partir de cinco sistemas de impressão digital diferentes; 2015. p. 5.

65. Ender A, Mehl A: Digitalizações de arcada completa: impressões convencionais versus digitais - um estudo in-vitro. Int J Comput Dent 2011;14:11-21

66. Ender, A. & Mehl, A. (2013) Exatidão das impressões dentárias em arco completo: um novo método de medição da veracidade e precisão. Jornal de Medicina Dentária Protética 109: 121-128

67. Ting-Shu S, Jian S. Técnica de impressão digital intra-oral: Uma revisão. J Prosthodont 2015;24:313-21.

68. Jeong ID, Lee JJ, Jeon JH, Kim JH, Kim HY, Kim WC. Precisão do modelo de arcada completa utilizando um scanner de vídeo intraoral: Um estudo *in vitro*.J Prosthet Dent 2016;115:755-9.

69. Ender A, Attin T, Mehl A. Precisão *in vivo* de métodos convencionais e digitais de obtenção de impressões dentárias de arcada completa. J ProsthetDent 2016;115:313-20.

70. Mangano FG, Veronesi G, Hauschild U, Mijiritsky E, Mangano C (2016) Veracidade e precisão de quatro scanners intra-orais em implantologia oral: Um estudo comparativo *in vitro*. PLoS ONE 11(9): e0163107.

71. Park JM. Análise comparativa da reprodutibilidade entre 5 scanners intra-orais: análise seccional de acordo com o tipo de restauração e a forma do

esquema de preparação. J Adv Prosthodont 2016;8:354-62.

72. Birnbaum NS, Aaronson HB: Impressões dentárias utilizando scanners digitais 3D: o virtual torna-se realidade. Compend Contin Educ Dent 2008;29:494, 496, 498505

73. H. Hayama, et al., Veracidade e precisão das impressões digitais obtidas utilizando um scanner intraoral com diferentes tamanhos de cabeça na mandíbula parcialmente edêntula, J Prosthodont Res (2018)

74. Bohner LOL, De Luca Canto G, Marció BS, Laganá DC, Sesma N, et al. Análise assistida por computador de impressões dentárias digitais obtidas a partir de scanners intra-orais e extra-orais. J Prosthet Dent 2017;118:617-23.

75. S. K. Chandran, Dr. Jaini J. L., Babu, A. Serene, Anil Mathew e Keepanasseril, A., "Digital Versus Conventional Impressions in Dentistry: A Systematic Review", Journal of Clinical and Diagnostic Research, vol. 13, no. 4, pp. ZE01-ZE06, 2019.

76. Kwong B, Dudley J. Uma comparação das lacunas marginais das coroas de dissilicato de lítio fabricadas por dois scanners intra-orais diferentes. Aust Dent J. 2020 Jun;65(2):150-157.

77. Mahtab Tabesh, Farahnaz Nejatidanesh, Ghazal Savabi, Amin Davoudi, Omid Savabi, Hesam Mirmohammadi. Adaptação marginal de restaurações dentárias fixas de cobertura completa em zircónia feitas a partir de digitalizações ou impressões convencionais: Uma revisão sistemática e meta-análise, The Journal of Prosthetic Dentistry, 2020, ISSN 0022-3913

78. Unkovskiy, Alexey & Wahl, Eugen & Zander, Anne & Huettig, Fabian & Spintzyk, Sebastian. (2019). Digitalização intraoral para fabricar próteses completas com bordas funcionais: Um relato de caso de prova de conceito. BMC Oral Health. 19.

79. El Ghoul WA, Ozcan M, Ounsi H, Tohme H, Salameh Z. Efeito de diferentes materiais CAD-CAM na adaptação marginal e interna de restaurações endocrown: Um estudo in vitro. J Prosthet Dent. 2020

80. Joós-Kovács, G. & Vecsei, Bálint & Kormendi, Sz & Gyarmathy, V & Borbely, Judit & Hermann, Peter. (2019). Veracidade da digitalização CAD/CAM com um scanner de mesa - um estudo in vitro. BMC Oral Health. 19. 280.

81. Mangano, Francesco & Hauschild, Uli & Veronesi, Giovanni & Imburgia, Mario & Mangano, Carlo & Admakin, Oleg. (2019). Veracidade e precisão de 5 scanners intra-orais nas impressões de implantes únicos e múltiplos: Um estudo comparativo in vitro. BMC Oral Health. 19. 101.

82. Toni Sami, Gary Goldstein, Dean Vafiadis, Taylor Absher,Uma avaliação 3D in vitro da precisão de 4 scanners ópticos intra-orais num modelo de 6 implantes, The Journal of Prosthetic Dentistry, Volume 124, Número 6, 2020, Páginas 748-754, ISSN 0022-3913.

83. Patel J, Winters J, Walters M. Técnica de impressão digital intra-oral para um recém-nascido com fenda labial e palatina bilateral. *The Cleft Palate-Craniofacial Journal.* 2019;56(8):1120-1123.

84. Al Hamad, Khaled & Quran, Firas & AlJalam, Sendos & Baba, Nadim. (2019). Comparação da precisão do ajuste de coroas de metal, zircónia e

dissilicato de lítio feitas a partir de diferentes técnicas de fabrico. Journal of Prosthodontics.

85. Faruk Emir, Simel Ayyildiz. Avaliação da veracidade e precisão de oito scanners laboratoriais extraorais com um modelo de arcada completa: uma análise tridimensional, Journal of Prosthodontic Research, Volume 63, Número 4, 2019, Páginas 434-439, ISSN 1883-1958.

86. Mandelli, Federico & Gherlone, Enrico & Keeling, A. & Gastaldi, Giorgio & Ferrari, Marco. (2018). Digitalização intraoral de arco completo: Comparação de duas estratégias diferentes e os seus resultados de precisão. Journal of Osseointegration. 10. 65-74. 10.23805/JO.2018.10.03.01.

87. Al Hamad, Khaled & Rashdan, Bashar & Al-Omari, Wael & Baba, Nadim. (2018). Comparação do ajuste de coroas de dissilicato de lítio feitas a partir de técnicas convencionais, digitais ou convencionais/digitais. Journal of Prosthodontics. 28. 10.1111/jopr.12961.

88. Berrendero S, Salido MP, Ferreiroa A, Valverde A, Pradies G. Estudo comparativo de coroas de cerâmica pura obtidas a partir de impressões convencionais e digitais: resultados clínicos. Clin Oral Investig. 2019 Apr;23(4):1745-1751.

89. Carvalho, Thaise & Lima, J.F.M. & Matos, Jefferson David & Scalzer, Guilherme & Vasconcelos, John & Zogheib, Lucas & Castro, D.s.M.. (2019). Avaliação da Acurácia dos Métodos Convencional e Digital de Obtenção de Impressões Dentárias. 12. 368-375.

90. Kim RJ, Park JM, Shim JS. Precisão de 9 scanners intra-orais para aquisição de imagens da arcada completa: Uma avaliação qualitativa e

quantitativa. J Prosthet Dent. 2018 Dec;120(6):895-903.e1.

91. Microscopia confocal, Patente dos EUA US20070296959 A1 (2007).

92. Schmidt V, câmara dentária 3D para registo de estruturas de superfície de um objeto de medição por meio de triangulação, WO2010012838 A1 (2010)

93. Grant GT, Campbell SD, Masri RM, et al. Glossário de termos dentários digitais: Colégio Americano de Prostodontistas. J Prosthodont 2016;25(S2):S2-9

94. Minsky M, Aparelho de microscopia, Patente dos EUA US3013467 (1961).

95. Berner M, Optical system for a Confocal Microscope, US Patent US20100085636 (2010).F. Duret, C. Termoz, Method and apparatus for making a prosthesis, especially a dental prosthesis, US Patent US4837732 (1989).

96. Birnbaum NS, Aaronson HB, Stevens C, Cohen B, scanners digitais 3D: uma abordagem de alta tecnologia para impressões dentárias mais exactas, Inside Dentistry, 2009;5: 70-74

97. B. Gjelvold, B. R. Chrcanovic, E. K. Korduner, I. CollinBagewitz, e J. Kisch, "Técnica de moldagem digital intra-oral comparada com a técnica de moldagem convencional. Um ensaio clínico aleatório," Journal of Prosthodontics, vol. 25, no. 4, pp. 282-287, 2016.

98. E. Yuzbasioglu, H. Kurt, R. Turunc, and H. Bilir, "Comparison of digital

and conventional impression techniques: evaluation of patients' perception, treatment comfort, effectiveness and clinical outcomes," BMC Oral Health, vol. 14, no. 1, pp. 1-10, 2014.

99. S. B. M. Patzelt, A. Emmanouilidi, S. Stampf, J. R. Strub, e W. Att, "Accuracy of full-arch scans using intraoral scanners," Clinical Oral Investigations, vol. 18, no. 6, pp. 1687-1694, 2014.

100. L. Burhardt, C. Livas, W. Kerdijk, W. J. v. d. Meer, e Y. Ren, "Conforto do tratamento, perceção do tempo e preferência por técnicas de moldagem convencionais e digitais: um estudo comparativo em pacientes jovens," American Journal of Orthodontics and Dentofacial Orthopedics, vol. 150, n.º 2, pp. 261-267, 2016.

101. J. Burgner, A. L. Simpson, J. M. Fitzpatrick et al., "A study on the theoretical and practical accuracy of conoscopic holography-based surface measurements: towards image registration in minimally invasive surgery," International Journal of Medical Robotics and Computer Assisted Surgery, vol. 9, no. 2, pp. 190-203, 2013.

102. J. B. da Costa, F. Pelogia, B. Hagedorn, and J. L. Ferracane, "Avaliação de diferentes métodos de moldagem ótica no espaço marginal de onlays criados com CEREC 3D," Operative Dentistry, vol. 35, no. 3, pp. 324-329, 2010.

103. S. B. M. Patzelt, C. Lamprinos, S. Stampf, e W. Att, "A eficiência temporal dos scanners intra-orais: um estudo comparativo in vitro," Journal of the American Dental Association (1939), vol. 145, n.º 6, pp. 542-551, 2014.

104.   G. D. Hack e S. B. M. Patzelt, "Avaliação da exatidão de seis digitalizações intra-orais", Journal of the American Dental Association (1939), vol. 10, no. 4, pp. 1-5, 2015.

105.   P. Müller, A. Ender, T. Joda, e J. Katsoulis, "Impacto das estratégias de digitalização intra-oral na exatidão da impressão utilizando o scanner TRIOS pod," Quintessence International, vol. 47, no. 4, pp. 343-349, 2016.

106.   S. Logozzo, A. Kilpela, A. Makynen, E. M. Zanetti, e G. Franceschini, "Recent advances in dental optics - part II: experimental tests for a new intraoral scanner," Optics and Lasers in Engineering, vol. 54, pp. 187196, 2014

107.   T. Yuan, W. Liao, N. Dai, X. Cheng, e Q. Yu, "Single-tooth modeling for 3D dental model," International Journal of Biomedical Imaging, vol. 2010, Article ID 535329, 14 páginas, 2010.

108.   C. H. J. Tzou, N. M. Artner, I. Pona et al., "Comparison of threedimensional surface-imaging systems," Journal of Plastic, Reconstructive & Aesthetic Surgery, vol. 67, no. 4, pp. 489-497, 2014

109.   O. Aubreton, A. Bajard, B. Verney e F. Truchetet, "Sistema de infravermelhos para digitalização 3D de superfícies metálicas", Machine Vision and Applications, vol. 24, n.º 7, pp. 1513-1524, 2013

110.   F. Duret, "Toward a new symbolism in the fabrication of prosthetic design," Les Cahiers de Prothèse, vol. 13, no. 50, pp. 65-71, 1985.

111.   M. J. Baheti, U. N. Soni, N. V. Gharat, P. Mahagaonkar, R. Khokhani, e S. Dash, "Intra-oral scanners: a new eye in dentistry

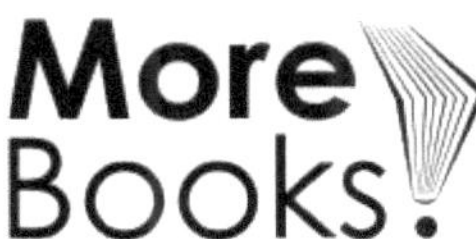

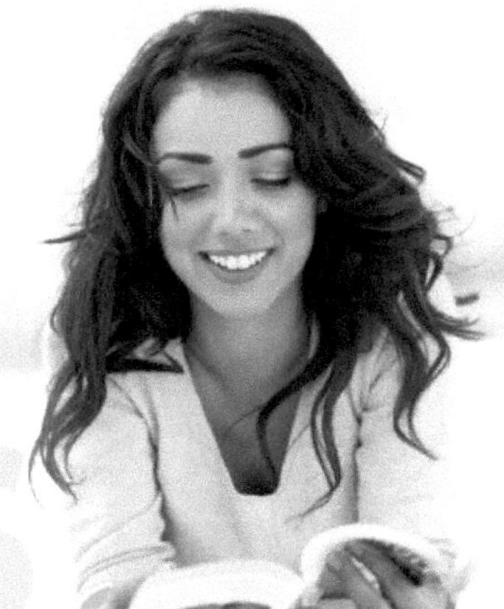

I want morebooks!

Buy your books fast and straightforward online - at one of world's fastest growing online book stores! Environmentally sound due to Print-on-Demand technologies.

Buy your books online at
www.morebooks.shop

Compre os seus livros mais rápido e diretamente na internet, em uma das livrarias on-line com o maior crescimento no mundo! Produção que protege o meio ambiente através das tecnologias de impressão sob demanda.

Compre os seus livros on-line em
www.morebooks.shop

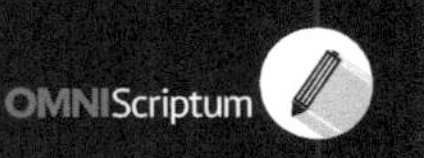

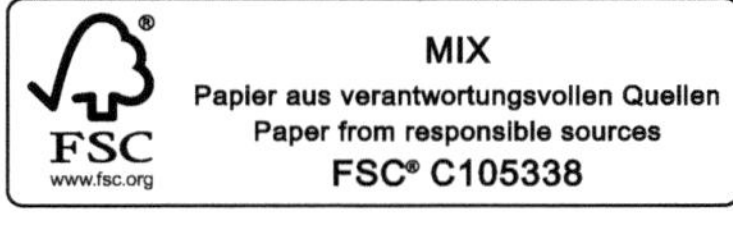

Printed by Books on Demand GmbH, Norderstedt / Germany